Krebs verhindern

Wichtige Hinweise für die Leser:

Der Verfasser hat mit größter Sorgfalt darauf geachtet, daß die Angaben von Therapieempfehlungen und Medikamenten, ihren Dosierungen und Applikationen dem jeweiligen Wissensstand bei Fertigstellung des Werkes entsprechen.
Dennoch ist jeder Anwender aufgefordert, alle Angaben in eigener Verantwortung auf ihre Richtigkeit zu prüfen. Dosierungen und Applikationen sind für jeden Patienten sorgfältig abzuwägen und erfolgen auf eigene Verantwortung des Benutzers.

Kurztitel:	Dr. med. Fritz Spielberger Krebs verhindern
	ISBN 3-928914-10-3
Fotos & Erstgestaltung:	werbepraxis GmbH Weinstadt
Satz:	Roland Maus
Druck:	Roth-Druck, Owen
© 1999	NATUR · MENSCH · MEDIZIN Verlags GmbH Boll

Röntgen

Das Strahlenrisiko ist nach Expertenmeinung weit größer als bisher angenommen wurde. Experten warnen deshalb vor hohem Strahlenrisiko. Es gibt kein Röntgen ohne Risiko. Manche Experten meinen, daß durch Mammographie evtl. mehr Tumoren induziert werden als diagnostiziert.

Lange Zeit wurde das Stahlenrisiko in puncto Krebserkrankung unterschätzt. Das hängt u.a. mit der langen Latenzzeit zusammen; denn von Beginn der Strahleneinwirkung bis zum Auftreten einer körperlich faßbaren Geschwulst können Jahre oder Jahrzehnte vergehen. So war erst 20 Jahre nach den Atombombenabwürfen auf Hiroshima und Nagasaki und den vielen nachfolgenden oberirdischen Atombombentests etwa ab Mitte der 60er Jahre weltweit der erste drastische Anstieg von Krebserkrankungen zu verzeichnen. Dazu kommt die ernüchternde Tatsache, daß die, von der offiziellen Medizin propagierten Vorsorgeaktionen die Sterblichkeitsrate bei Brustkrebs nicht ein bißchen verbessern konnten, im Gegenteil, sie ist bei Frauen zwischen dem 40. und 60. Lebensjahr noch im Zunehmen begriffen. Ähnliches gilt für viele andere Krebsarten, so daß die Absicht: durch Krebsvorsorgeuntersuchungen den Krebs zu besiegen, immer noch ein frommer Wunsch der Medizin bleibt.

Eine Studie über weibliche Flugbegleiter hat den Zusammenhang von kosmischer Strahlung und Krebs erhärtet. Bei diesen Menschen war Knochenkrebs 15mal häufiger und Brustkrebs doppelt so häufig aufgetreten wie bei der vergleichbaren Normalbevölkerung.

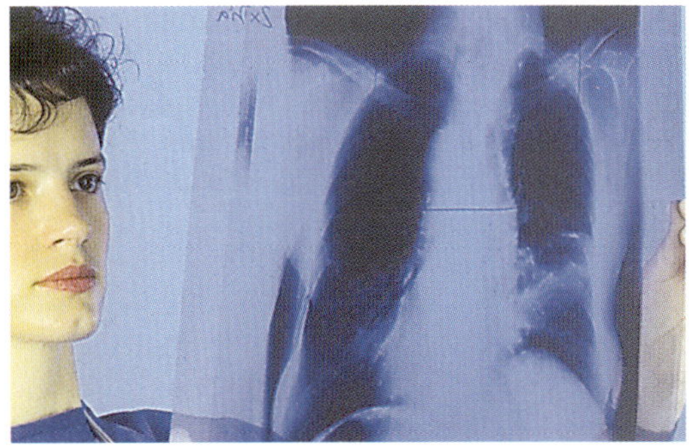

Ärzliche Praxis/Nr. 67,
21. August 1990

Mehr Tumoren durch Mammographie

Mammakarzinom bestrahlen

... fördert Krebs in der Speiseröhre

Medizin
Strahlenbelastung für Patienten steigt

Experten warnen vor hohem Strahlenrisiko

Hannover/Münster (dpa) – Das Risiko atomarer Strahlung wird nach Ansicht mehre-

Kernkraft-Emmission

Das Brustorgan ist außergewöhnlich strahlenempfindlich und durch seine exponierte anatomische Stellung fast von allen Seiten Strahleneinwirkungen ausgesetzt. Dies erklärt u.a. die drastische Zunahme von Brustkrebs, aber auch sonstige moderne Lebenshaltungen fördern diese Krebserkrankung. Viele Studien haben gezeigt, daß auch Elektrosmog, elektrische und magnetische Felder das Tumorwachstum beschleunigen können. Auch psychische Faktoren wie Streß wirken krebsbegünstigend. Was besonders traurig stimmt, ist die Erkenntnis, daß von Autoabgasen eine ganz enorme Krebsgefahr ausgeht und bislang in deutschen Grosstädten kaum etwas dagegen unternommen wurde.

Selbst durch Organtransplantationen können tödliche Krebszellen übertragen werden. So wurde einem 29jährigen Mann eine Lebertransplantation zum tödlichen Verhängnis, denn 5 Monate nachdem er die Leber einer Gehirntumorpatientin erhalten hatte, starb er an multiplen, gliomatösen Metastasen, die nach der genetischen Untersuchung eindeutig von der Organspenderin stammten.

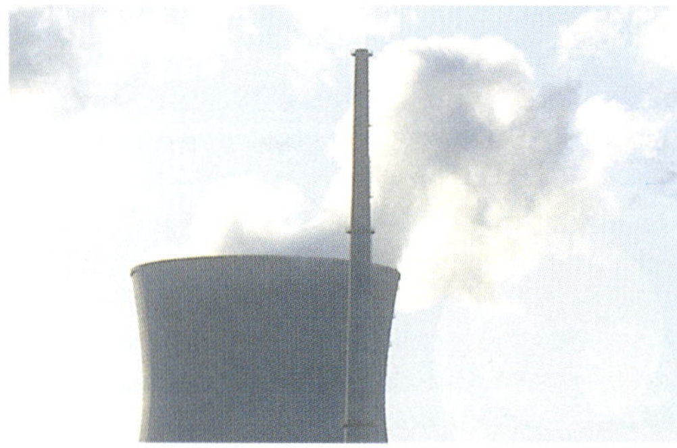

Schilddrüsenkarzinome bei Kindern

Die Folgen von Tschernobyl

Der Reaktorunfall von Tschernobyl am 26. April 1986 liefert den Wissenschaftlern nun auf tragische Weise Ergebnisse zu der Korrelation von radioaktivem Fallout und dem Auftreten von Schilddrüsenkrebs bei Kindern.

Fachzeitschrift

Gefährlicher Supergau

Neue Studie aus den USA

Tritt Leukämie um Atomkraftwerke doch gehäuft auf?

Stuttgarter Nachrichten
30. Oktober 1990

Erhöhte Radioaktivität

Kongreß in Alma Ata

Steigende Zahl der Krebskranken nach Atomtests

Stuttgarter Nachrichten

Leukkämie und Anemie

Elektro-Smog

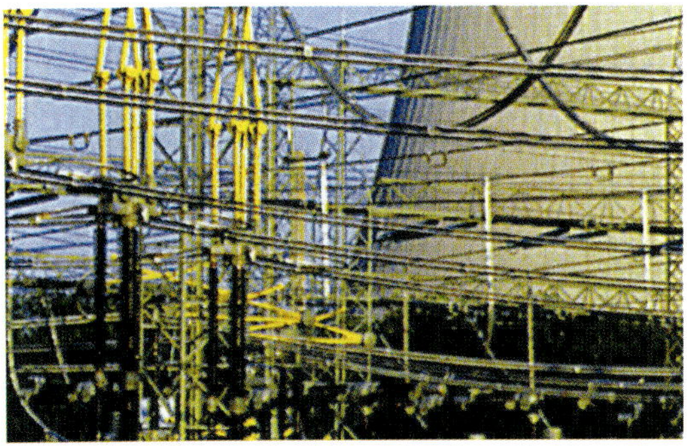

Neurotoxische Störungen und Krebsrisiko -

Bei Lokomotivführern und Mitarbeitern der schwedischen Eisenbahn wurde ein zwölffach erhöhtes Risiko für Hirntumoren belegt; für Brustkrebs bestand eine fünffache und für Hypophysentumore eine dreifache Krebserhöhung. Alle Assoziationen waren statistisch gesichert. Die Arbeit auf Elektro-Loks ist mit erhöhten Expositionen gegenüber niedrigfrequenten elektromagnetischen Feldern verbunden. (Wirtschaftsmagazin für den Arzt, Februar 1999)

Stuttgarter Nachrichten

Schnelleres Wachstum

Elektrosmog läßt Tumore schneller wachsen

Studie an der Tiermedizinischen Hochschule Hannover: Brustkrebs bei Ratten im künstlichen Magnetfeld untersucht / Von Frank W. Thiel

Der niedergelassene Arzt, 4/1996

Flugpersonal gefährdet

MEDIZIN-JOURNAL

Studie an finnischen Stewardessen

Kosmische Strahlung und Krebs

Sonntag aktuell, 11. August 1996

Elektromagnetische Felder

Gefährliche Strahlung?

Die möglicherweise von elektromagnetischen Feldern ausgehenden Gesundheitsgefahren will die US-Umweltbehörde EPA eingehend untersuchen. Wie die EPA erklärte, liegen die Auswirkungen elektrischer Strahlungen, die vom Stromnetz und von elektrischen Geräten des täglichen Gebrauchs ausgehen, noch sehr im dunkeln. Zwar hätten verschiedene Studien höhere Krebsraten in der Nähe von Kraftwerken und anderen Quellen hoher elektromagnetischer Strahlung ergeben, doch lasse sich daraus noch kein genereller Zusammenhang zwischen Stromquellen und gesundheitlichen Schäden ableiten.

Die EPA empfahl gleichzeitige Untersuchungen der Auswirkungen von Stromquellen auf Menschen und Tiere. Vorrangig sollten mögliche Krebserkrankungen und eine Beeinträchtigung der Körperfunktionen und des Nervensystems infolge des Kontaktes mit elektromagnetischen Feldern analysiert werden. Auch müsse zudem noch festgestellt werden, ob Frauen und Kinder besonders sensibel auf diese Strahlungen reagierten. *AP*

Kfz-Schadstoffe

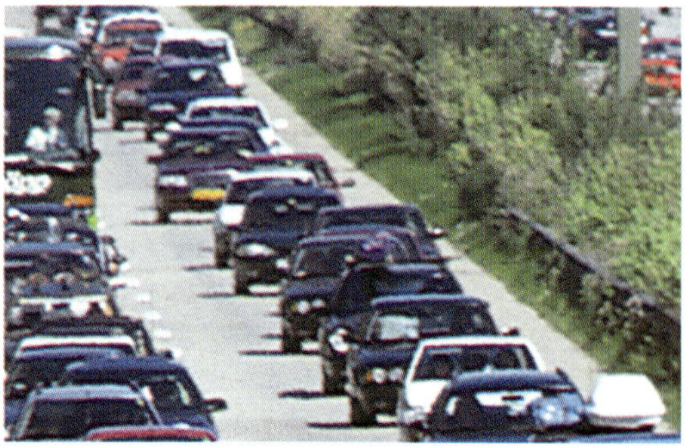

Verkehr schadet der Gesundheit

Wer's bisher noch nicht gewußt hat, kann's im Gesundheitsbericht des Kre

Sonntag aktuell,
13. September 1992

Größtes Risiko

fer möchte zehn Mikrogramm Benzol zulassen, in Stuttgart werden aber bis zu 60 gemessen

/iel zu viel Krebserreger in der Atemluft

nmunalpolitiker erwarten Problemlösung von Bonn – „Verkehrsbeschränkungen unrealistisch"

Von unserem Redaktionsmitglied Josef Schunder

er Stuttgarter Luft gibt es Krebserreger en masse. zu 60 Mikrogramm Benzol sind an den Meßstellen Kubikmeter schon nachgewiesen worden – das :hsfache dessen, was Bundesumweltminister Klaus ofer für hinnehmbar hält, und das Zweifache des von rkehrsminister Günther Krause offenbar favorisierten Wertes. Wird jetzt schnell etwas dagegen getan? Fehlanzeige! In Bonn, wo man den Schlüssel für die Problemlösung weiß, bewegt sich nichts, den städtischen Umweltspezialisten sind „die Hände gebunden" – und im Gemeinderat sitzen Leute, die am Beispiel des hochgefährlichen Benzols zu strenge Grenzwerte beklagen.

Stuttgarter Nachrichten,
24. März 1993

6fache Werte

Dieselruß erhöht das Krebsrisiko

Großstadt-Smog

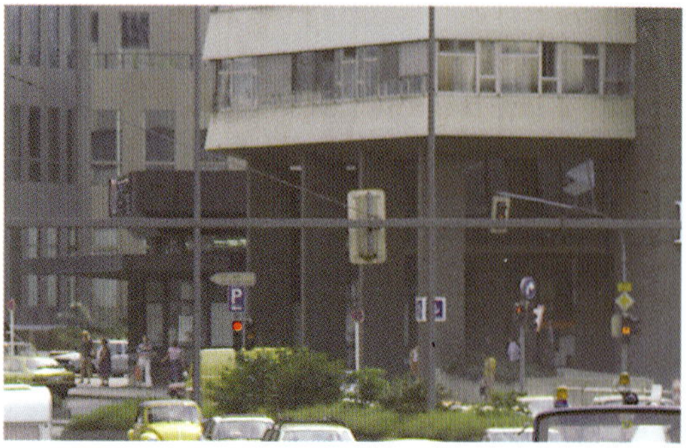

Sonntag aktuell

Krebs in Ballungsräumen

Ungesunde Stadt

Krebs kommt im Ballungsraum häufiger vor

Stuttgarter Nachrichten

Lungenkrebs stark verbreitet

Jährlich erkranken 40 000 an Lungenkrebs

HEIDELBERG (lsw) – Rund 40 000 Menschen erkranken pro Jahr in Deutschland an Lungenkrebs. Kein anderer Tumor hat sich in den vergangenen fünf Jahren so stark verbreitet wie der Lungenkrebs.

Schadstoffe am Arbeitsplatz

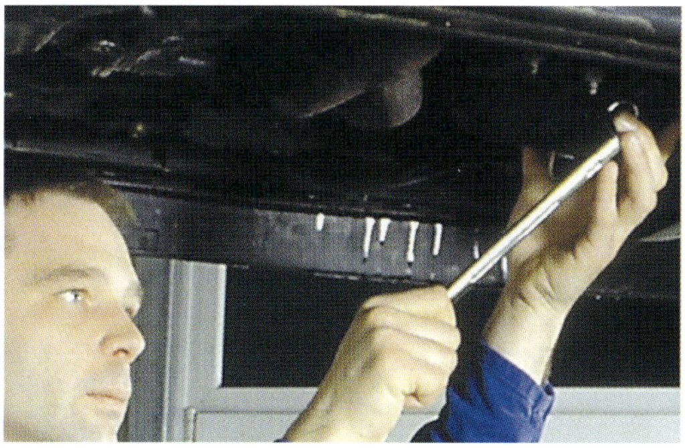

Krebserregend: Isoproturon

Stuttgarter Nachrichten

Werksunglück

Gift am Arbeitsplatz: 20 000 Krebstote?

HAMBURG (dpa) – In Deutschland sterben nach Expertenangaben jährlich bis zu 20 000 Menschen an bösartigen Tumoren, die auf gesundheitsgefährdende Arbeitsbedingungen zurückgehen.

Stuttgarter Nachrichten,
26. Juli 1995

Gefahr in der Freizeit

Zuviel Chemie im Freibad

Test weist einen krebserregenden Stoff im Wasser nach

Umweltgifte

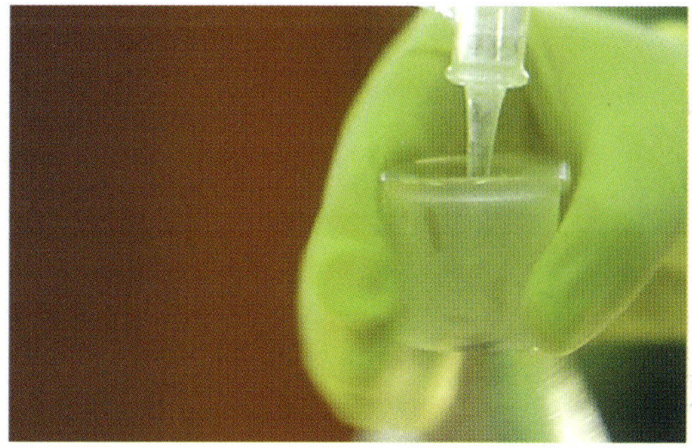

In der Beurteilung chemischer Stoffe – wie Pflanzenschutzmittel und Unkrautvertilgungsmittel (Insektizide und Herbizide) waren die Expertenmeinungen oft konträr. Deshalb sind Landwirte, Gärtner und Weinbauern oft jahrelang kritiklos und unverantwortlich mit diesen Stoffen umgegangen. Für die Krebsforschung war die Erkenntnis überraschend, daß diese über das Trinkwasser und die Nahrungskette einwirkenden Substanzen nicht nur krebsfördernd auf die typischen Stoffwechselorgane Darm, Leber und Bauchspeicheldrüse wirken, sondern auch Krebserkrankungen anderer Organe provozieren können.
So haben italienische Wissenschaftler herausgefunden, daß Frauen im Umfeld von großen Maisanbaugebieten – wo solche Stoffe eingesetzt wurden – dreimal so häufig an Eierstockkrebs erkrankten als vergleichbare Bevölkerungsgruppen in anderen Gebieten.

Bild Zeitung, 8. April 1998

Verbraucherzentrale warnt

Vorsicht vor Kleber

Stuttgart – Die Verbraucherzentrale Baden-Württemberg warnt vor krebserregenden Teerparkettklebern, die in den 50er und 60er Jahren verlegt wurden. Besonders für Kinder belastend.

Pestizide/Dioxin

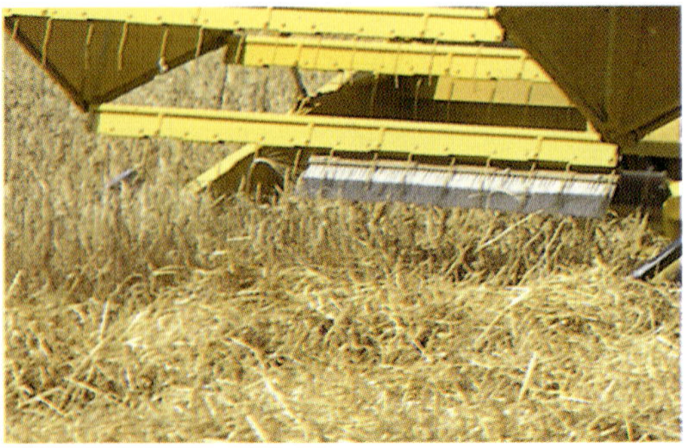

Viele Krebsforscher sind der Ansicht, daß die Entstehung von Krebserkrankungen bis zu einem Drittel durch die Ernährung erfolgt. Völlig unverständlich ist in diesem Zusammenhang die Absicht der EU-Kommission in Brüssel mehr Pestizide in der Babynahrung zuzulassen! Das hochgiftige und krebserregende Dioxin wurde z.B. in Milchviehfutter gefunden.

Dioxinfund in allen Futtermittelproben

...nportierte Zusätze als Giftquelle identifiziert – Ministerium will Rückrufaktion

Stuttgarter Nachrichten,
3. April 1998

Gift in der Milch

Krebs durch Pestizide

...lgischer Forscher warnt vor einem äußerst aggressiven Chemiecocktail

Sonntag aktuell, 20. Mai 1990

Chemische Keule

Falsche Ernährung

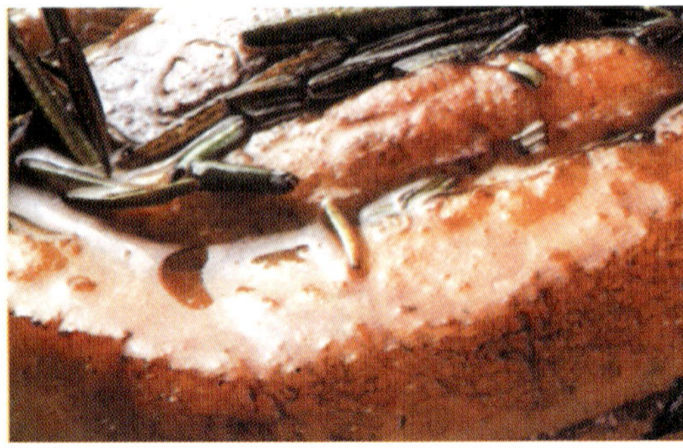

Stuttgarter Nachrichten, 12. September 1996

Dickdarm- und Mastdarmkrebs

Darmkrebs nimmt drastisch zu

Fortschr. Medizin, Ausgabe 12/1991

Pflanzliche Fette günstiger

Kolonkarzinom

Tierisches Fett steigert Tumorrisik

Stuttgarter Nachrichten, 7. November 1997

Schlechte Ernährung

Der Krebs tötet p...

Neue Behandlungsmethoden im Test –

Rauchen

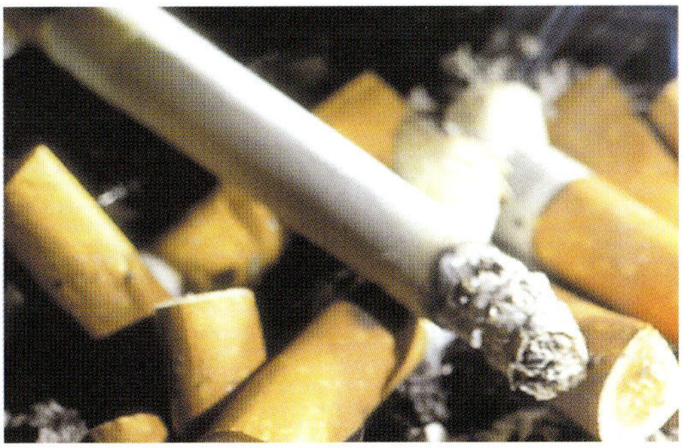

Stuttgarter Nachrichten

Mundkrebs durch Rauchen

Raucher haben höheres Mundkrebsrisiko

Stuttgarter Nachrichten,
23. Juni 1997

Erschreckende Statiskik

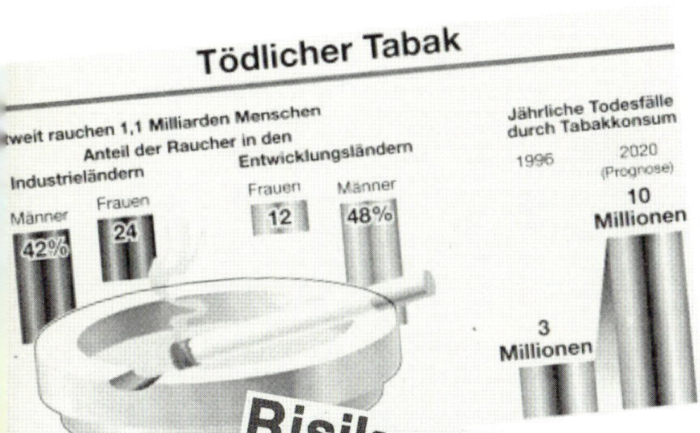

Risiken: Tabak und Alkohol

Erkrankungen der Bauchspeicheldrüse nehmen weltweit zu

Stuttgarter Nachrichten,
7. Juli 1998

Passivrauchen ist krebserzeugend

Über 30 Studien gibt es über die krebsauslösende Wirkung von Passivrauchen.

Alkohol

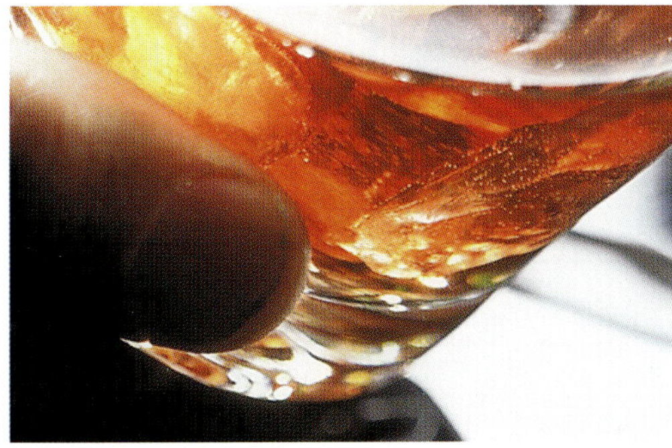

Tabakrauch und Alkohol gelten unbestritten als krebsfördernd. Jedoch ist es nicht gerechtfertigt, die Hauptlast der krebserregenden Noxen auf diese beiden vermeidbaren Faktoren zu legen. Es gibt leider auch viele Nichtraucher und Antialkoholiker, die an Krebs erkranken. Außerdem erklärt dies auch nicht die ständige Zunahme des Krebsbefalls bei Kindern.

Besonders makaber war das Schicksal des Malboro-Mannes „Wayne McLaren" der im Alter von 51 Jahren an Lungenkrebs starb und sich noch auf dem Sterbebett für Nichtraucherkampagnen einsetzte.

Tabak und Alkohol fördern Mundkrebs

Schorndorfer Nachrichten,
17. Mai 1994

Auch Alkohol fördert Mundkrebs

Alkohol

Verursacht jeden vierten Brustkrebs

Wie Rauchen plus Alkoholtrinken synergistisch wirken

Sonnenstrahlung

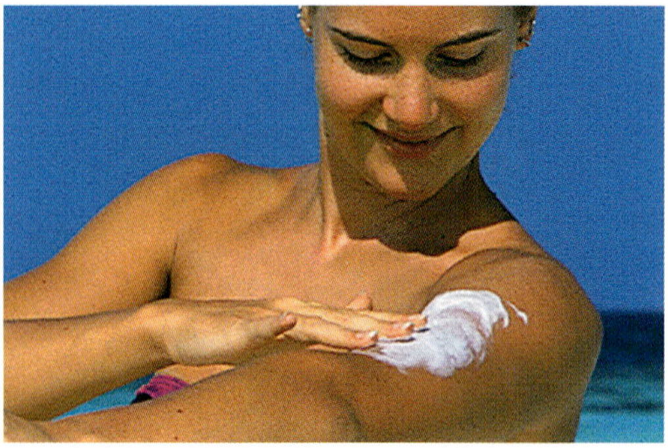

Die drastische Zunahme der Hautkrebserkrankungen hängt aller Wahrscheinlichkeit nach mit der – durch die Machenschaften der Menschen – gestörten Ozonschicht in der Erdatmosphäre zusammen, so daß nicht nur künstliche Solarien, sondern auch die echte Sonne heutzutage das Hautkrebsrisiko erhöhen kann. Dabei ist es wichtig zu wissen, daß Sonnenschutzmittel selbst keinen Schutz vor Hautkrebs bieten. Deshalb warnt die Deutsche Krebshilfe vor Solarien.

Ja selbst das bloße Radfahren in der Sonne kann Krebs an der Hand auslösen. Sogar Halogenlicht hat im Tierversuch Hauttumoren erzeugt.

Ärzte-Zeitung, August 1998

Achtung Radfahrer

adfahren in der Sonne rebs an der Hand

Medical Tribune 22. Mai 1998

Sonnencreme kein Schutz

Sonnencreme

Kein Schutz vor Hautkrebs

Krebshilfe warnt vor Solarien

Stuttgarter Nachrichten 11. August 1998

Gefährliche Solarien

Ozonschicht

Medizin Aktuell

Hautkrebsrate verdoppelt

In Australien ist Hautkrebs schon fast eine Volkskrankheit, aber auch in Deutschland häufen sich die Fälle: Seit 1982 hat sich die Hautkrebsrate hierzulande verdoppelt, jährlich kommen rund 250 000 Neuerkrankungen hinzu. Die ersten Warnzeichen sind bräunliche Flecken, „pigmentierte Muttermale“, die gerade bei übermäßiger ...

Die Ozonschicht in etwa 20 km Höhe ist der für uns wichtigste Teil der Stratosphäre, so etwas wie die Sonnencreme der Erde: Sie filtert die energiereichen UV-Anteile des Sonnenlichtes und verhindert so, daß zuviel UV-Strahlung auf der Erde ankommt. Die Frage ist nur, wie lange sie das noch kann.
Seit den 70er Jahren wird die Ozonschicht immer dünner.
Diese gefährliche Ozonzerstörung, ist fast ausschließlich Menschenwerk. Ozonkiller Nummer 1 sind die in der Natur nicht vorkommenden fluorierten Kohlenwasserstoffe allgemein unter dem Kürzel FCKW bekannt und die chemisch sehr ähnlichen Halone.
Das Risiko, Hautkrebs zu bekommen, ist beispielsweise in Australien in den letzten 6 Jahren sprunghaft angestiegen und ist bereits zu einer Volkskrankheit geworden. Nach neuesten Berichten kommen jährlich 250 000 Neuerkrankungen hinzu. Mittlerweile erkranken schon 10jährige daran, während früher fast ausschließlich Menschen über 40 Jahren betroffen waren.
Daran, daß es irgendwo über dem Südpol ziemlich große Ozonverluste gibt, hatte man sich hierzulande schon fast gewöhnt. Aber damit, daß die Ozonschicht auch über unseren Köpfen schon jetzt gefährlich dünn geworden ist, hatte niemand gerechnet.

Chemische Farbstoffe

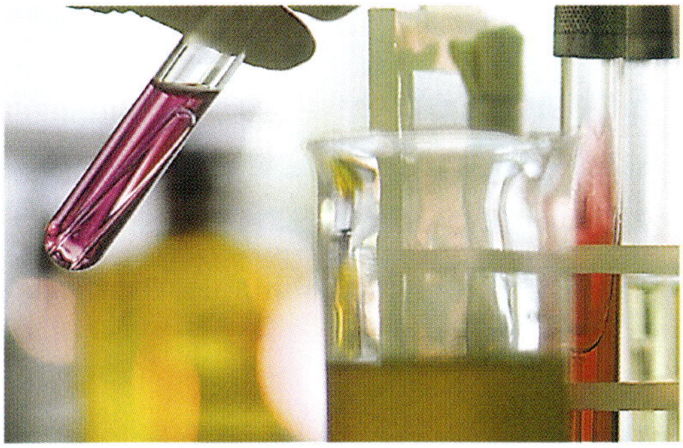

Stuttgarter Nachrichten,
2. März 1998

Gefahr durch Kugelschreiber

Tinte in Kugelschreibern oft krebserregend

Leben bis zum letzten Atemzug

10 000 Kinder sterben jährlich an Krebs, Aids oder einer Stoffwechselkrankheit.

Stuttgarter Nachrichten,
12. Februar 1998

Krebserreger in Luftballons

■ Beim Aufblasen von Luftballons können sich krebserregende Stoffe lösen. Das Verbrauchermagazin „Öko-Test" rät im Septemberheft, Ballons nicht mit dem Mund, sondern mit einer Pumpe aufzupumpen.

Schadstoffe in Kinderspielzeug

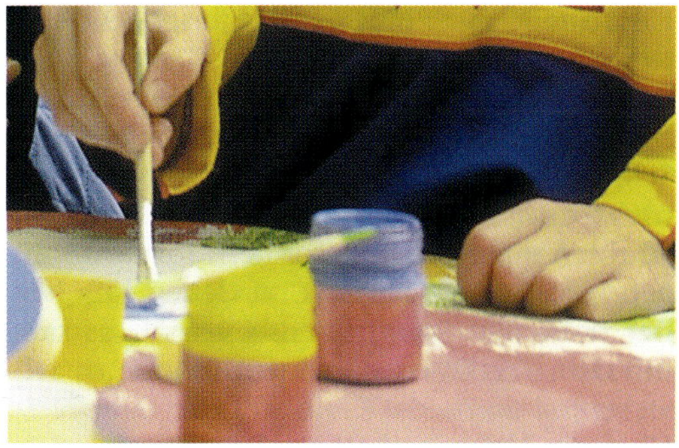

Stuttgarter Nachrichten,
31. Juli 1998

Teerschadstoffe im Kindergarten

Stuttgarter Nachrichten, 2. September 1998

Kinder-Haarshampoo

Krebserreger im Kindershampoo

Analyse des Magazins „Öko-Test": Nur fünf Haarwaschmittel unbedenklich

Baby News,
Ausgabe 1/98

Farbstoffe im Kinderspielzeug

Verseuchtes Spielzeug

Stuttgarter Nachrichten,
12. Februar 1999

Farbstoffe in Malstiften

Schorndorfer Nachrichten,
24. November 1998

Krebserreger in Handpuppen

Vorwort

Das Thema dieses Buches geht heutzutage jeden Menschen an. Die Krebserkrankung ist bereits zu der zweithäufigsten Todesursache geworden. Von den Bewohnern der zivilisierten Länder wird sie als stärkste Bedrohung ihrer Gesundheit erlebt.

Deshalb wendet sich das vorliegende Buch an Fachleute und Laien gleichermaßen. Wenn vom Arzt die Diagnose Krebs gestellt wird, ist es in vielen Fällen bereits „zu spät". Für den Betroffenen bleibt ab diesem Moment nichts mehr beim Alten. Wer sich mit dieser Krankheit konfrontiert sieht, erlebt eine lebenserschütternde Krisensituation. Plötzlich fühlt man sich in Todesnähe versetzt und spürt über sich das Damoklesschwert der Unheilbarkeit.

Deshalb sollte jeder Mensch – auch der sogenannte Laie – selber mitdenken und die Umstände kennen, die rechtzeitig abwehrende Maßnahmen erfordern.

Der Arzt, Heilpraktiker oder Behandler müßte sich bewußt sein, daß heutzutage jeder dritte Mensch an Krebs erkrankt, so daß fast jeder Zweite, der zur Untersuchung kommt, ein Krebsanwärter ist.

Die meisten Krebskranken machen wahre Odysseen durch. Operation, Strahlen- und Chemotherapie stehen ins Haus, wobei es vor allem die Ungewißheit und die Angst sind, die den Krebserkrankten nachhaltig bedrücken. Die Konsequenz aus all diesen schwerwiegenden Belastungen kann deshalb nur heißen: das Krebsgeschehen zu verhindern, ist weitaus wichtiger als die beste spätere Behandlung.

Dazu möchte dieses Buch grundlegende Erkenntnisse vermitteln und wirksame Maßnahmen aufzeigen.

Inhaltsverzeichnis

Synthetische Aromen/ Vitamine

Ca. 20-40% der Krebserkrankungen werden auf Ernährungsfaktoren zurückgeführt. Welche Ernährungsgewohnheiten werden als krebsfördernd angesehen?

- Ein zu hoher Konsum an Fett, vor allem an gesättigten Fettsäuren und sogenannten
- Transfettsäuren, die bei der Härtung von mehrfach gesättigten Fettsäuren entstehen
- Hoher, regelmäßiger Alkoholkonsum
- Eine überschüssige Gesamtenergie durch zu viel, zu fettes und zu süßes Essen
- Erhöhter Kaffeekonsum, mehrere Tassen Kaffee am Tag
- Überhöhte Eiweißzufuhr
- Häufiges, intensives Braten von Fleisch
- Regelmäßiger Verzehr von geräucherten und gepökelten Lebensmitteln (Nitrosaminbildung)
- Häufigeres Essen von verschimmelten Lebensmitteln, die Nieren toxische Schimmelpilzgifte (Aflatoxine) enthalten
- Radioaktive oder mit Giften, Schwermetallen, Dioxin, Benzpyren und anderen belasteten Nahrungsmittel.

Millionen Menschen
uptsächlich Rauchen und schlechte Ernährung

Das Immunsystem belastende Lebensumstände tun ein Übriges, wie beispielsweise Rauchen, wenig Bewegung, starker Streß, seelische Belastungen.
Auch dunkle Brotrinde kann krebsfördernd sein. Beim Grillen können sehr viele cancerogene Stoffe entstehen, die bei einem Steak dem Gehalt von 600 Zigaretten entsprechen würden.

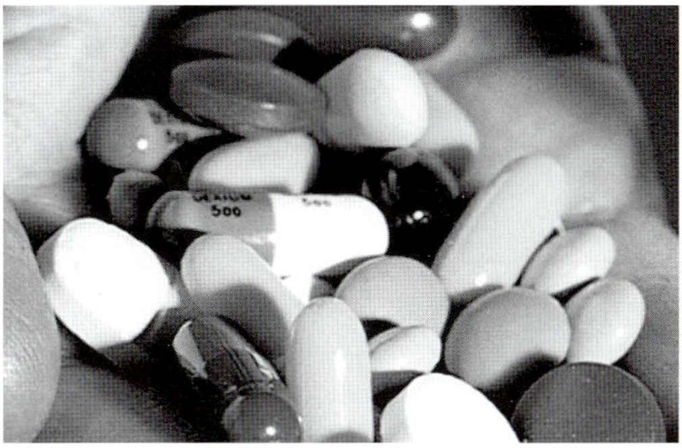

Stuttgarter Nachrichten,
26. April 1994

Tumore durch Zusatzstoffe

Süßstoff auf Krebsliste
New York – Der Süßstoff Saccharin bleibt in den USA auf der Liste der krebserregenden Stoffe. Das entschied eine Wissenschaftskommission in North Carolina. Grund: Studien ergaben, daß hohe Dosen Saccharin bei Ratten Krebs auslösen können.

Sonntag aktuell,
31. Oktober 1997

Krebs auslösend

Stuttgarter Nachrichten,
25. Februar 1998

Erhöhtes Lungenkrebsrisiko

Weder hilfreich noch harmlos
Ernährungsexperten warnen vor synthetisch hergestellten Vitaminen

Warnung vor Zusätzen in Lebensmitteln

Bekannte Krebsopfer

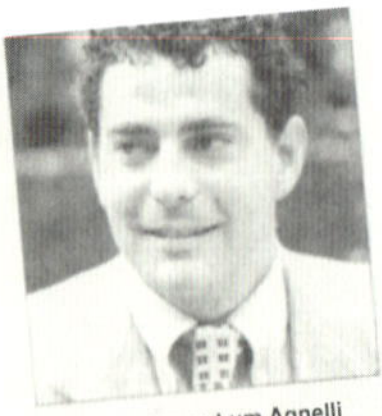

Italien trauert um Agnelli

Der Fiat-Erbe Giovanni Alberto Agnelli starb am Samstag im Alter von nur 33 Jahren. Er starb in Turin, dem Sitz der Familie. Foto: AP

Fiat-Erbe Giovanni Agnelli gestorben

Stuttgarter Nachrichten

Giovanni Agnelli: Krebs

Auch prominente und reiche Menschen werden von der Krebskrankheit betroffen (Königin Margarethe von Dänemark, König Hussein von Jordanien, Fiat-Erbe Agnelli, Linda Mc Cartney, Stuttgarter Stadträtin Golubovic-Wane, u.v.a.

Die Krebserkrankung befällt alle Bevölkerungsschichten gleichermaßen. Wie man der internationalen Presse entnehmen kann, zählen auch viele Reiche und Prominente zu ihren Opfern.

Außerdem wurde in der medizinischen Zeitschrift (Fortschritte Medizin 1991) über eine Großstudie (an der 88 751 Frauen teilnahmen) berichtet, die zeigte, daß der Verzehr von tierischem Fett das Tumorrisiko um das 2 1/2 fache steigern kann.

Königin Margrethe an Krebs operiert

Stuttgarter Nachrichten

Königin Margrethe: Gebärmutterkrebs

Krebs - das Risiko

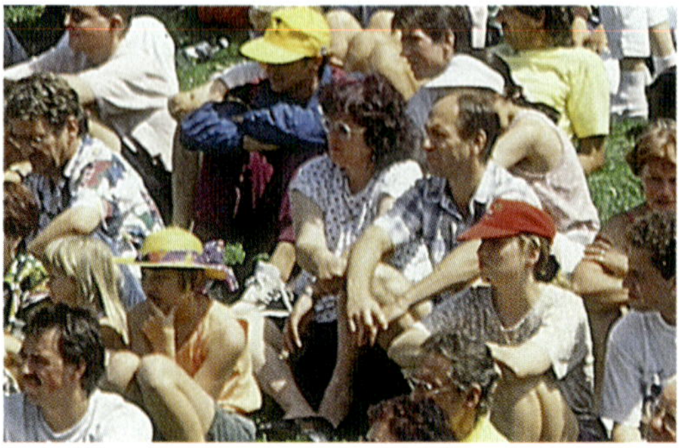

Der Spiegel, Ausgabe 44/1997

Krebs unbesiegt

Tödlich wie eh und je

Seit den fünfziger Jahren ist die Zahl aller Krebstoten in Deutschland angestiegen, wenn auch bei den Frauen ein leichter Rückgang zu verzeichnen ist. Die Häufigkeit der Krebsarten hat sich dabei stark verändert: Vor 45 Jahren war Magenkrebs der häufigste bösartige Tumor, nun ist es der Lungenkrebs. 50 von 100 000 Männern sterben daran.

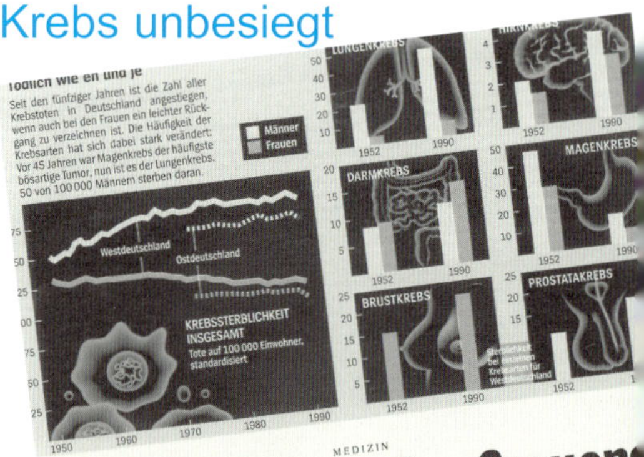

MEDIZIN

Farbige Bilanz des Grauens

In dieser Woche wird der Bonner „Zukunftsminister" Rüttgers den deutschen „Krebsatlas" präsentieren – zu Optimismus besteht jedoch wenig Anlaß: De[…] ist unbesiegt. Das Zahlenwerk wirft mehr Fragen auf, als es beantwortet.

Hormonbehandlung erhöht Krebsrisiko

Stuttgarter Nachrichten, 11. Mai 1998

Krebsrate steigend

Stress

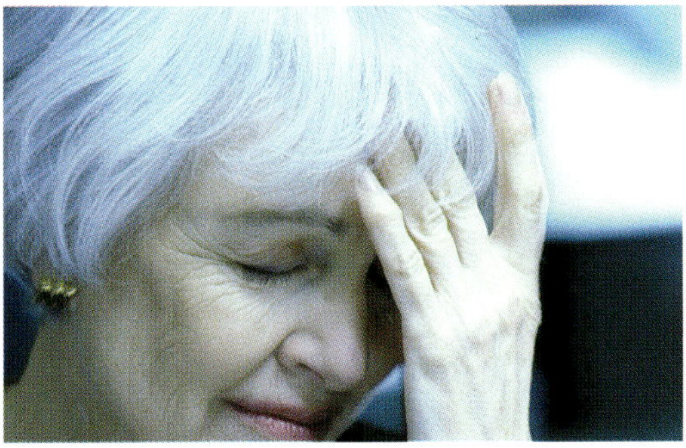

'ede zehnte hat Brustkrebs

Viele Patientinnen psychisch stark belastet

Stuttgarter Nachrichten,
30. Oktober 1997

Psychische Belastung

Streß kann die Selbstregulation stören und damit die Krebsentstehung fördern.
Auch jegliche sonstige, über längere Zeit andauernde unregelmäßige Lebensweise kann die Krebsentstehung begünstigen.

Brustkrebs

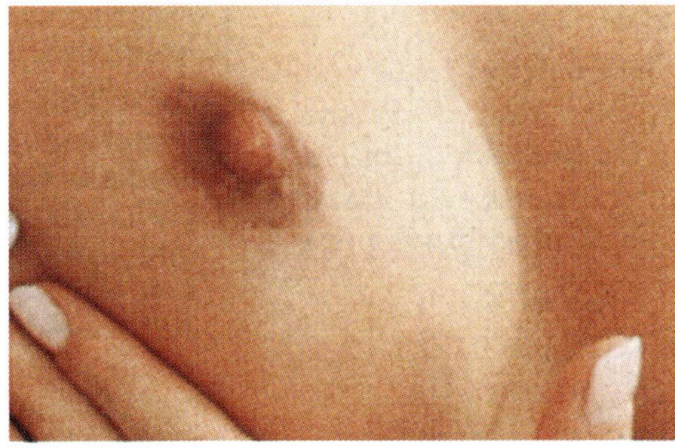

Manche Mittel gegen Brustkrebs sind oft selbst krebserregend. Geradezu eine Paradoxie ist es, daß die von manchen Krebswissenschaftlern empfohlenen Krebspillen selbst Krebs auslösen können.

Die Angst vor Krebs bringt Menschen oft in Panik. Zu welchen unglaublichen Eingriffen Menschen aus Angst vor Krebs fähig sind, zeigen Berichte, die kürzlich durch die Presse gingen: „In England lassen sich immer mehr Frauen ihre gesunden Brüste amputieren!" Allein die Angst vor dem heimtückischen Brustkrebs treibt sie also zu diesem verzweifelten Schritt.

Sind Zusammenhänge zwischen psychischem Streß und Tumorentwicklung feststellbar?

Der Spiegel, Ausgabe 44/1997

Krebs unbesiegt

Lobuläre Neoplasien häufig unterschätzt

Mehr Brustkrebs durch „modernes" Leben

Stuttgarter Nachrichten, 24. Februar 1996

Erschreckende Nachricht

Bild Zeitung,
29. Januar 1999

Amputation

Angst vor Krebs! Frauen lassen sich die Brüste abnehmen

Das zeigt wie hoffnungslos viele Menschen den therapeutischen Kampf gegen den Krebs einschätzen. Auch die Weltgesundheitsorganisation WHO sieht nach ihrem Bericht vom Mai 1998 pessimistisch in die Zukunft.

Danach wird die Anzahl der Krebstoten im Westen weiter hoch bleiben und in den armen Ländern sogar rapide ansteigen.

Diese Reihe ließe sich noch beliebig fortsetzen.

Daß heutzutage nicht fast jeder an Krebs stirbt, liegt u.a. daran, daß die Mehrzahl der Erwachsenen nach der Statistik immer noch an Herzinfarkt oder sonstigen Herz-Kreislauferkrankungen stirbt, bevor sie die Krebserkrankung einholen könnte.

Das wird sich voraussichtlich schnell ändern, in wenigen Jahren könnte auch bei Erwachsenen in den Industrieländern der Krebs die Todesursache Nummer 1 werden unter den krankheitsbedingten Ursachen, denn bei Kindern ist es leider bereits so weit, daß die Krebserkrankung – Unfälle und Vergiftungen sind dabei nicht berücksichtigt – seit 1-2 Jahren an erster Stelle steht.

Diese traurige Bilanz sagt zudem noch etwas Wichtiges aus, daß nämlich Rauchen und Alkohol nicht allein entscheidend sein können für den Anstieg der Krebserkrankungen allgemein, wie manche annehmen. Die meisten der Tausenden Kinder, die jährlich neu an Krebs erkranken, haben weder geraucht – höchstens passiv – noch haben sie Alkohol getrunken. Hier sind andere Ursachen anzunehmen.

Die Bedeutung von Strahlen und Chemikalien wurde dabei ganz offensichtlich unterschätzt.

Äußere und innere Krebsnoxen

Zum besseren Verständnis der Zusammenhänge sei hier noch kurz auf einige wichtige Aspekte der Krebsentstehung eingegangen. Nach den Erkenntnissen der weltweiten Krebsforschung und aufgrund vieler praktischer Erfahrungen gibt es zwei grundlegende krebsauslösende Faktoren.
Der Einfachheit halber nennen wir sie die oberen und die unteren krebsauslösenden Noxen, wobei die unteren nach Gefährlichkeit und Intensität die oberen bei weitem übertreffen. Die unteren sind spezielle – von außen kommende – Stoffe und Kräfte, die oberen sind seelische und geistige Faktoren, die aus innerem Fehlverhalten bzw. innerer Belastung resultieren.

Bei weitem nicht jeder, der an Selbstwertverlust oder nachtragendem seelischen Verhalten leidet, bekommt Krebs – aber andererseits – jeder, der längere Zeit atomaren Strahlen z.B. Plutonium oder speziellen chemischen Stoffen, wie dem hochcancerogenen Benzpyren, ausgesetzt ist, bekommt früher oder später unweigerlich Krebs, auch wenn er ein moralisch noch so hochstehender Mensch und von optimalen Seelen- und Lebenskräften bestimmt ist. Die oberen Kräfte sind allerdings nicht selten die letzten entscheidenden krebsauslösenden Impulse in einer langen Ursachenkette, deshalb müssen auch sie beachtet werden. Interessanterweise korrespondieren mit diesen Phänomenen auch die Häufigkeitsraten der krebsbefallenen Organe:

Bei Frauen stehen an erster Stelle Tumoren der Brust, an zweiter Stelle die von Magen und Darm und an dritter Stelle Tumoren im Unterleib.

Bei Männern stehen an erster Stelle Tumoren von Lungen oder Bronchien, an zweiter Stelle ebenfalls Magen- und Darm- und an dritter Stelle Prostatatumoren.

Besonders Lungen- und Darmkrebs haben in den vergangenen Jahren drastisch zugenommen.

Diese zahlenmäßig deutlich im Vordergrund stehenden Krebsarten werden – nach allem was man heute weiß – sehr stark von den unteren Noxen provoziert.

Das sind Stoffe, vor allem synthetische, auch synthetische Hormone, deren Ausgangsstoff das Erdöl ist; auch Rauchen und alle Teerprodukte fallen hierunter. Des Weiteren handelt es sich um die untersinnlichen Kräfte Elektrizität, Magnetismus und Atomkraft; d.h. alle elektronischen Einwirkungen und atomaren Strahlungen sind hier in Betracht zu ziehen. Es ist sicher kein Zufall, daß in den letzten Jahren mehrere Tagesschausprecher an Krebs verstorben sind, die sich in Räumen mit starker elektromagnetischer Belastung aufhalten mußten.

Auch das legendäre Wunderhuhn „Luggel" erlag einem Krebsleiden. Immerhin mußte dieses Tier mehr als 25 Fernsehauftritte über sich ergehen lassen.

Abb. 1

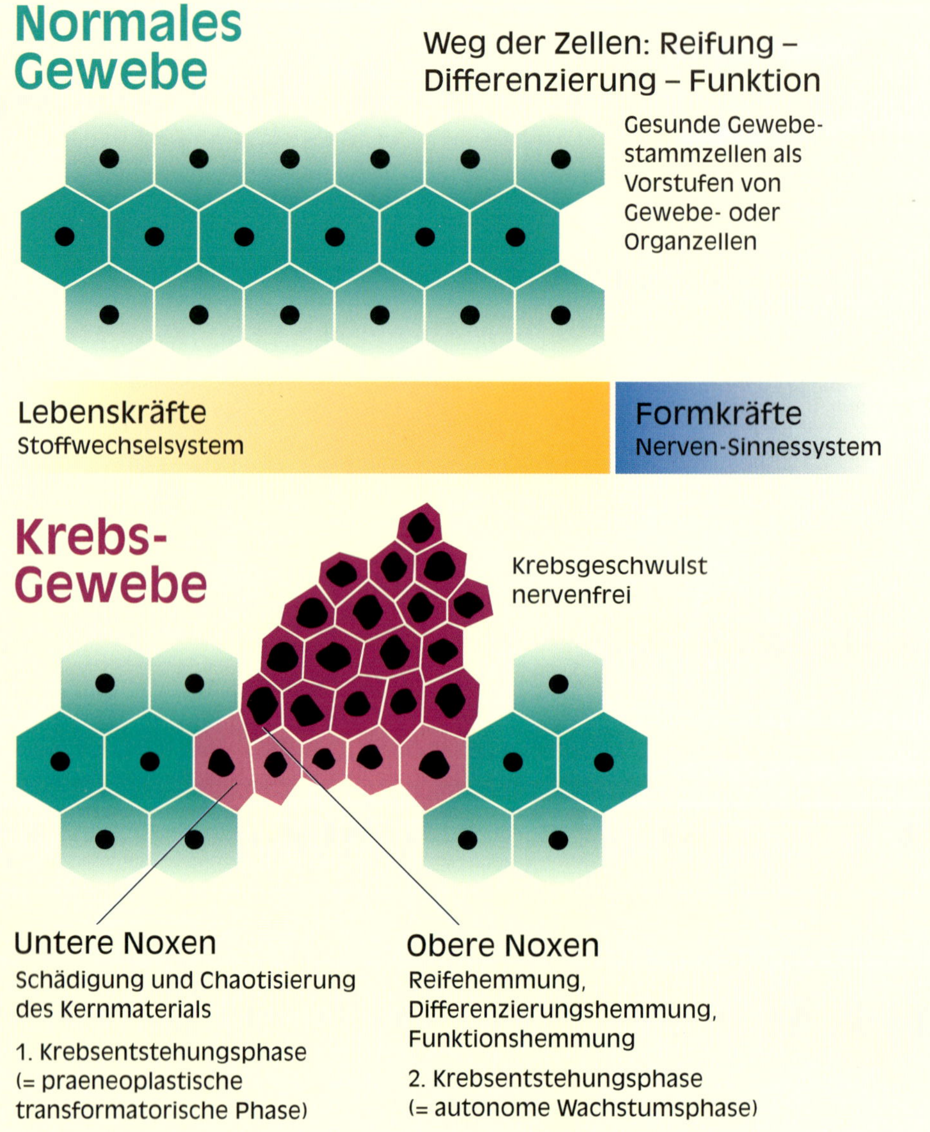
Normales Gewebe
Weg der Zellen: Reifung – Differenzierung – Funktion
Gesunde Gewebe-stammzellen als Vorstufen von Gewebe- oder Organzellen
Lebenskräfte
Stoffwechselsystem
Formkräfte
Nerven-Sinnessystem
Krebs-Gewebe
Krebsgeschwulst nervenfrei
Untere Noxen
Schädigung und Chaotisierung des Kernmaterials
1. Krebsentstehungsphase (= praeneoplastische transformatorische Phase)
Obere Noxen
Reifehemmung, Differenzierungshemmung, Funktionshemmung
2. Krebsentstehungsphase (= autonome Wachstumsphase)

Geistige und seelische Ursachen der Krebsentstehung

Die oberen, inneren Noxen sind schwerer zu erfassen. Lange Zeit haben Krebsforscher nach den Eigenarten der Krebspersönlichkeit gesucht. Auf geistiger Ebene, im geisteswissenschaftlichen Terminus die Ich-Ebene, hat man Kreativitätsmangel, fehlende Begeisterungsfähigkeit und Verlust an Selbstbestimmung beobachtet.

Viele Krebskandidaten kleben tatsächlich an der von der Vergangenheit geprägten Verhaltensweise und an der Alltagsroutine.
Die zweite der oberen Noxen ist die seelische Ebene.

Unsere Seele – im geisteswissenschaftlichen Verständnis der sogenannte Astralleib – als Träger unserer Gefühle, Sympathien, Antipathien und als Träger unserer inneren Erlebnisse wirkt schon intensiver auf unsere Körpervorgänge ein, wie z.B. ein geistiger Inhalt, ein Gedanke oder eine neue Erkenntnis es tun können. Ein seelisches Erlebnis kann den Menschen sozusagen bis ins Mark erschüttern und im Organismus negative Eindrücke hinterlassen.

So ist es auch nur zu verständlich, daß die Krebsforscher im seelischen Verhalten der Krebskandidaten hochinteressante und aufschlußreiche Entdeckungen machen konnten.

Auf den ersten Blick sind die krebsbegünstigenden seelischen Effekte geradezu kunterbunt und verschiedenartig.

Eine groß angelegte, prospektive Studie aus Amerika über das seelische Verhalten der Krebskandidaten hat jedoch einen wichtigen Überbegriff zutage gefördert, der mit großem Abstand die auffallendste Beziehung zum Krebsgeschehen aufwies.

Wie zu erwarten, lassen sich fast alle anderen seelischen Eigenschaften wie Geiz, Neid oder Haß diesem Begriff unterordnen.

Die Krebsforscher haben ja schon lange herausgefunden, daß Partnerverlust, Ehescheidungen, Todesfälle oder sonstige Schicksalsschläge das Krebsrisiko erheblich steigern können. Jedoch bekommt bei weitem nicht jeder, dem z.B. sein Haus abbrennt oder der einen wichtigen Partner verliert, Krebs.

Der seelische Überbegriff, den die amerikanische Studie in diesem Zusammenhang zutage förderte, heißt **„nachtragend“**.

Das bedeutet die Krebskandidaten kommen über Ereignisse oder Probleme schwerer hinweg als Gesunde. Die meisten Krebskranken, so meinen Psychoonkologen, haben das Gefühl für die Zukunft verloren und neigen zur Selbstaufgabe.

Krebsentstehungsphasen

Die unteren Noxen wirken über den physischen Leib zerstörend oder korrumpierend vor allem auf Zellkerne; Chromosomen und Gene werden destabilisiert und oft irreversibel geschädigt, so daß die Tochterzellen immer mehr vom Normalen abweichen. Das ist die **erste Krebsentstehungsphase,** die transformatorische praeneoplastische Phase, die sich über viele Jahre hinziehen kann.

Wenn es der körpereigenen Immunabwehr, wie den NK-Zellen (den natürlichen Killerzellen), mit der Zeit nicht mehr gelingt, solche in Richtung Krebs entartete Zellen zu eliminieren, können diese im funktionellen Abseits stehenden Zellen durch die oberen Noxen, welche über die – in einem dreigliedrigen Funktionszusammenhang stehenden – Lebensvorgänge einwirken, dem Gesamtwachstumsplan des Organismus weiter entfremdet werden durch Hemmung der Ausreifung und der Differenzierung, so daß sie isoliert werden und ein parasitäres, bösartiges und beschleunigtes Eigenwachstum und Eigenleben auf Kosten des Organismus führen können.

Damit beginnt die **zweite Krebsentstehungsphase**, die Hauptphase, die autonome Wachstumsphase. Zugleich beginnt das Auftreten der körperlich faßbaren Geschwulst (Abb. 1).

Bei den oberen Noxen handelt es sich um fehlgeleitete Bildekräfte des oberen Menschen, denn im Kopfbereich, im Nerven-Sinnessystem sind die menschlichen Wesensglieder relativ eigenständig im freien Zusammenhang tätig. Als Beispiel sei das Gehirn genannt, das im Gehirnwasser schwimmt wie ein Embryo im Mutterleib.
Außerdem ist im Kopfbereich, im Nerven-Sinnessystem die Verselbständigung der Einzelzelle physiologische Grundlage. In den Sinnesorganen – z.B. im Gehörorgan – ist jede einzelne innere Haarzelle einem anderen Ton zugeordnet. Dieses Wahrnehmungsprinzip des Ohres darf jedoch nicht Wachstumsprinzip werden, sonst besteht die Gefahr zur Geschwulstbildung im Sinne der geschilderten oberen Noxen.

Durch diese oberen Noxen können die abgesonderten, durch die unteren Noxen geschädigten und im funktionellen Abseits stehenden Zellen in anderen Körperregionen in ihrem chaotischen Eigenleben so verstärkt werden, daß sie zur krebsigen Entartung führen. Auf diesem Hintergrund wird auch die – auf den ersten Blick überraschende – Aussage des Geistesforschers plausibel: „Krebs ist eine Sinnesorganbildung an falscher Stelle." (Rudolf Steiner)

Unter diesen Gesichtspunkten ist es kein Wunder, daß weltweit gesehen, die Lungen- und Bronchialtumoren zahlenmäßig an erster Stelle aller Krebserkrankungen stehen. Dabei stellen Raucher die Mehrzahl dieser Krebskandidaten, zum einen wird beim Genußerlebnis Rauchen die Einatmung oft überbetont, wodurch die oberen Kräfte (Astralleib) übermäßig auf den Organismus einwirken.

Zum anderen führt das Genußempfinden, das beim Anströmen der rauchgeschwängerten Einatmungsluft an der Lungenoberfläche entsteht, zu einer Tendenz der Sinnesorganbildung an falscher Stelle.

Drittens werden mit dem Rauch dem Organismus viele gefährliche cancerogene Stoffe zugeführt.

Alle drei Einwirkungen sind krebsfödernd, wobei die ersten beiden (eins und zwei) den inneren Noxen und die dritte den äußeren Noxen zuzurechnen sind.

Da die Krebszellen keinerlei Funktionsleistungen mehr für den Organismus erbringen, gehen ihre Lebenskräfte in die bloße Zellvermehrung, weshalb die Krebszellen sich um ein Vielfaches schneller vermehren können als die gesunden Zellen.

Im Gegensatz zum Nerven-Sinnessystem, wo die Einzelzelle noch durch eine Nervenfaser (Abb. 2) mit dem Gesamtorganismus in Verbindung steht, haben die Krebszellen und auch die gesamte Krebsgeschwulst keine eigene Verbindung mit Nervenfasern oder Nervengewebe. Dies ist ein bedeutendes Zeichen dafür, daß die Krebswucherung sich dem ordnenden und formenden Prinzip des Gesamtorganismus entzogen hat, das vor allem über die Nerventätigkeit in den Organismus eingreift. Was das letztendlich

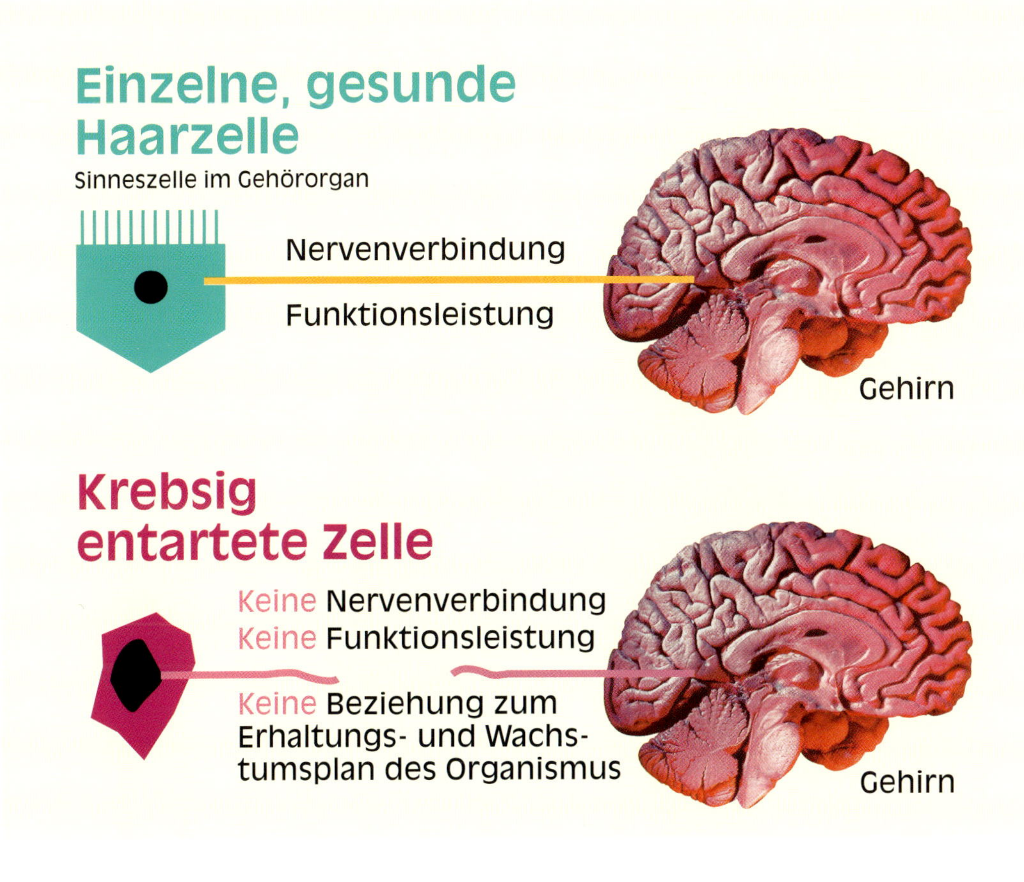

Abb. 4

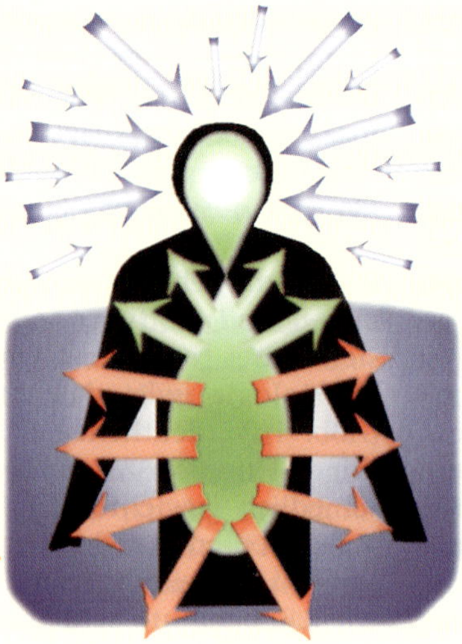

zellen schon im Turnus von wenigen Tagen oder Wochen statt. Ganz im Gegensatz dazu sind im – Bewußtseinspol des Organismus – im Gehirn- und Nervengewebe schon ab wenigen Monaten nach der Geburt – zeitlebens keine Zellteilungen mehr möglich.

Die Gehirn- und Nervenzellen können sich nicht mehr vermehren, obwohl sie fast alle Zellelemente besitzen – nur Zentralkörperchen (Centriolen) –, die für eine Zellteilung unbedingte Voraussetzung sind – fehlen ihnen. Der Reichtum an endoplasmatischem Retikulum weist auf eine hohe Proteinsyntheseaktivität der Gehirn- und Nervenzellen. In der Tat haben neueste Untersuchungen erbracht, daß das Gehirneiweiß (= 40% der Gehirntrockenmasse) in 28 Tagen fast gänzlich umgesetzt wird, ein enormer Substanzerneuerungsprozess, dabei sind Gehirn und Nerven sehr lebensschwach und auf laufende Zufuhr von Sauerstoff und Nährstoffen angewiesen, schon wenige Minuten Unterbrechung der Kopfschlagadern genügen, um irreversible Schäden zu verursachen oder gar den Tod herbeizuführen.

Dabei macht das Gehirnorgan gewichtsmäßig nur 2% unseres Körpers aus, verbraucht aber 20% unserer Gesamtenergie. Allerdings sind die Nervenfasern eines einzigen erwachsenen Menschen auch mit 1,2 Millionen km unvorstellbar lang. Dieses – hier nur angedeutete, unvorstellbar vielseitige – dynamisch-polare Körpergeschehen ist zum einen Ausdruck unserer Gesundheit und unseres Wohlbefindens, wenn es ausgeglichen durch das Rhythmische System (Herz-Lunge) vonstatten geht; andererseits ist es aber auch Ursache unzähliger Krankheiten, wenn die – im raumzeitlichen Ablauf – wirkenden Lebens-, Seelen- und Geisteskräfte am falschen Ort, zur unrichtigen Zeit oder mit gestörter Intensität eingreifen. Durch laufend stattfindende Selbstheilungsvorgänge können kleinere Unregelmäßigkeiten und leichtere Störungen im Zusammenwirken dieser Kräfte meistens wieder ausgeglichen werden, vor allem während des Schlafes.

Nur wenn diese Abweichungen länger bestehen bleiben und sich etwa noch verstärken, kommt es über kurz oder lang auch zu körperlich manifesten Krankheitserscheinungen.

Die Kräftepolarität Entzündung und Tumor

Unter diesen Aspekten versteht man auch die – auf den ersten Blick – schwer verständliche Aussage des Geistesforschers zur Polarität von Entzündung und Tumor:
„Geht das, was dem Blute angehört, in die Umgebung, entstehen Krankheitsprozesse wie Entzündungen; andererseits, wenn das, was im Nerv lebt, hinübergeht in die Umgebung, also über den Nerv hinaus, entsteht alles, was man unter Geschwulstbildungen zusammenfassen kann."
(Rudolf Steiner)

Deshalb ist das Krebswachstum auch so heimtückisch und macht aus sich heraus auch keine Schmerzen, da die Krebsgeschwulst keine Nervenverbindungen mit dem Organismus unterhält, wie es beim gesunden Gewebe der Fall ist.

Schmerzen treten erst auf, wenn die Krebswucherung Nerven anderer Gewebe oder Organe verdrängt oder zerstört.

Im Bauchbereich stehen die einander durchdringenden und ineinandergreifenden Lebensfunktionen im Vordergrund, während im Brustbereich Verbinden und Lösen, Ein- und Ausatmen, Systole und Diastole den rhythmischen Wechsel offenbaren.

Daraus ergeben sich die inneren Krankheitsveranlagungen – denn wenn es dem Organismus nicht gelingt, diese gesunde, weise Ordnung aufrechtzuerhalten, kommt es zu Krankheitstendenzen.

Beim gesunden Menschen (Abb. 5) bilden seine 4 Wesensglieder 'physischer Leib', 'Aetherleib', 'Astralleib' und 'Ich' in ihrem Zusammenwirken eine 3gliedrige, geistig-seelisch-leibliche Organisation, so daß die körperlichen Voraussetzungen für die geistig-seelischen Leistungen Denken, Fühlen und Wollen möglich werden. Die funktionellen Gegensätze von Nerven-Sinnessystem (NSS) und Stoffwechsel-Gliedmaßensystem (SGS) müssen dabei laufend durch die ausgleichende Mitte des Rhythmischen Systems (RS) (Herz - Lunge) kompensiert und in einer dynamischen Ganzheit zusammengehalten werden.

Krankheiten können dann entstehen, wenn die vielfältigen Lebensprozesse aus diesen 3 Funktionsbereichen sich an anderen Stellen, zu unrichtiger Zeit oder mit der falschen Intensität geltend machen, so daß sich die 3 großen Gruppen von Krankheitsdispositionen (Abb. 6) auch daraus erklären lassen:

1. Alle Formen von Entzündungen, wobei ein Überwiegen der Stoffwechsel-Gliedmaßenkräfte am falschen Ort, zur unrichtigen Zeit oder mit gestörter Intenstität vorliegt (gestörter Sulfurprozeß).

2. Alle Herz- Kreislauferkrankungen (Durchblutungsstörungen, Herzinfarkt, Apoplex usw.) und alle Atemwegserkrankungen, die mit einer Störung des Puls-Atemquotienten (1:4) einhergehen (gestörter Merkurprozeß).

3. Die große Gruppe der degenerativen Erkrankungen (Sklerose, Arthrose) bei Überwiegen der abbauenden Sinnes-Nervenprozesse und auch alle Geschwulst- und Krebserkrankungen, welche im dynamischen Sinne auf einen gestörten und isoliert wirkenden Kopf- Nervensinnesprozeß zurückzuführen sind (Sinnesorganbildungstendenz an falscher Stelle, gestörter Salprozeß).

Die vier Wesensglieder der Menschen im Zusammenhang mit den vier Elementen

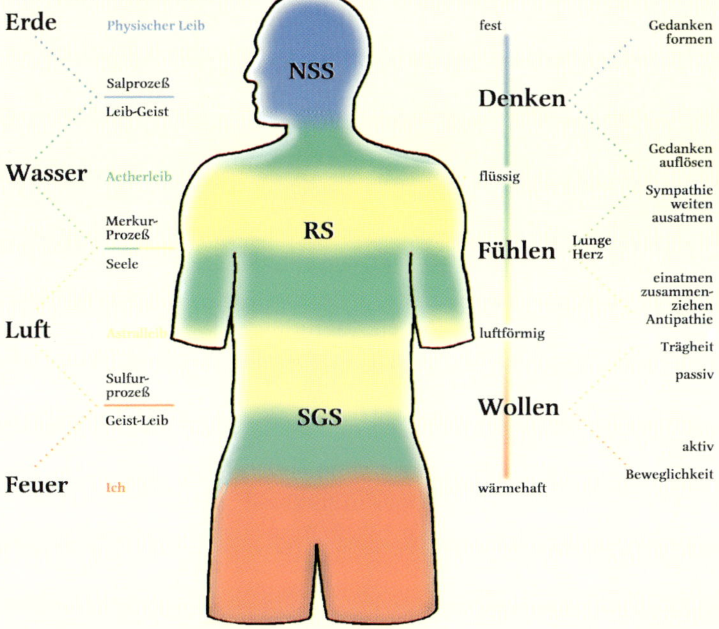

Abb. 5

Im Laufe des Lebens durchschreitet der Mensch verschiedene Entwicklungsetappen. Immer ist es das Ich, welches die sich wandelnden inneren Vorgänge und ihre Wechselbeziehungen mit den äußeren Gegebenheiten in harmonischem Ausgleich halten muß. Wenn dies innerhalb bestimmter Schwankungsbereiche gelingt, ist eine stabile Immunlage und damit eine dauerhafte Gesundheitsveranlagung gewährleistet.

Die Ich-Wirkung im Körperlichen, die man auch als Ich-Organisation bezeichnen kann, ist die Grundlage für die individuelle immunologische Abgrenzung des Menschen gegenüber der Außenwelt. Da der Mensch im Gegensatz zum Tier; sozusagen jeder Mensch für sich, seine eigene Art verkörpert, ist er ganz von individualisierenden Kräften durchzogen, die im Laufe der Zeit sein eigenes Immunsystem aufbauen und das

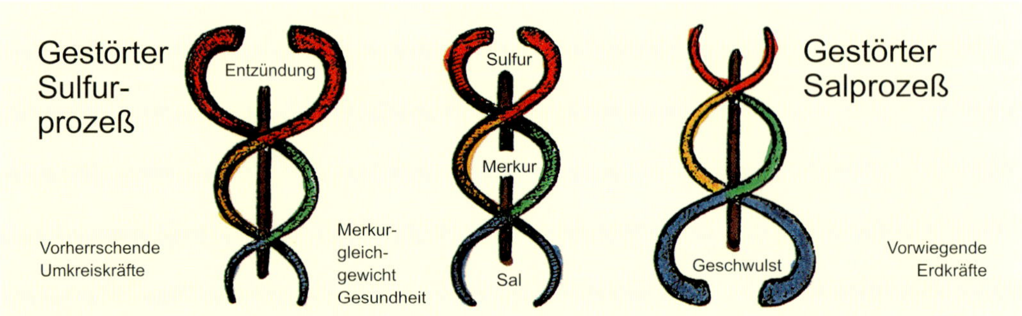

Abb. 6

Zusammenwirken seiner Wesensglieder festigen, womit ihm sozusagen die innere Gewähr für seine Gesundheit gegeben ist, denn die äußeren Ursachen, wie Bakterien, Viren, Cancerogene oder Allergene haben meistens nur auslösenden Charakter und führen nicht generell zu krankhaften Veränderungen, sondern nur dann, wenn bei den betroffenen Menschen die Selbstregulationsvorgänge und die damit zusammenhängenden Immunprozesse ausbleiben oder nicht genügend greifen. Beim Tier spielen Immunvorgänge eine untergeordnete Rolle, da das Einzeltier von der Gruppenseele seiner Art bestimmt wird. Das Tier wird sozusagen von seinen Organen belehrt, der Mensch hingegen belehrt seine Organe. Wenn er dies einseitig oder fehlerhaft vollzieht, entstehen Krankheitstendenzen.

Dies ist mit ein Grund, weshalb die moderne Pathologie für fast alle Krankheiten irgendwelche immunpathologischen Zusammenhänge aufdecken konnte, und warum es gelungen ist, durch gezielte Impfungen (z.B. Polio, Tetanus) die Immunität der Menschen gegen bestimmte Krankheiten zu aktivieren. Dabei hat sich ergeben, daß das Immunsystem, das aus einem humoralen als auch einem zellulären Anteil besteht, sowohl gegen Entzündungskrankheiten wie auch gegen Tumorkrankheiten spezielle Abwehrkräfte besitzt.

Die jeweiligen Krankheitsdispositionen sind dabei individuell ganz unterschiedlich. Wie die Auswirkungen der Katastrophe von Tschernobyl gezeigt haben, ist die Anfälligkeit gegen Strahleneinwirkungen bei den einzelnen Menschen sehr verschieden.

Darüberhinaus muß man feststellen, daß zusätzlich zu den genannten Noxen die moderne Lebensweise, aus vielen Gründen – auf die im einzelnen hier nicht eingegangen werden kann – negativen Einfluß nimmt auf die Entwicklung und das Zusammenwirken von Leib, Seele und Geist des Menschen, so daß die dauerhafte, stabile und gesunde Gesamtfunktion immer anfälliger, und dadurch Geschwulstbildungen verschiedenster Art Vorschub geleistet wird. Es ist erschreckend zu erleben, daß trotz vieler Bemühungen von Wissenschaft und Medizin heutzutage immer mehr Menschen – und auch immer jüngere Menschen – der Krebskrankheit erliegen.

Pauschal gesagt, führen die vom Durchdringungsprinzip geprägten Stoffwechselvorgänge, wenn sie fälschlicherweise einwirken, zu Entzündungen aller Art, und umgekehrt, die vom Hemmungs- und Sonderungsprinzip geprägten Kopfkräfte zu Geschwulstbildungen verschiedenster Art (Abb. 7). Das ist der kräftemäßige, dynamische Hintergrund der inneren Krebsdisposition und der Polarität von Entzündung und Tumor, auf die von Rudolf Steiner erstmals aufmerksam gemacht wurde (Abb. 8+9).

Abb. 7

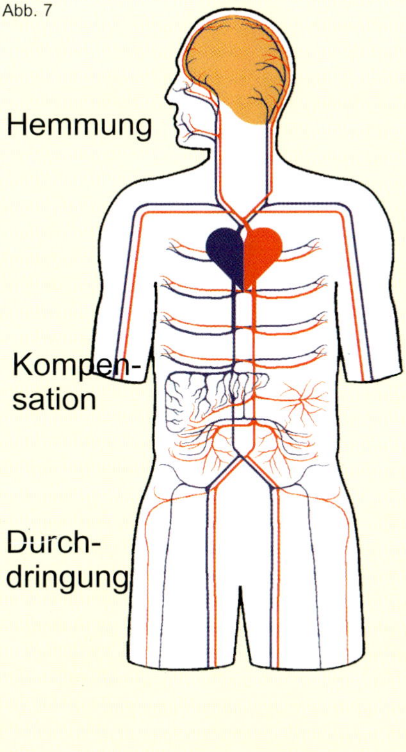

So erklären sich auch die Beobachtungen verschiedener Krebsforscher, daß durch Entzündungen Spontanheilungen von Tumoren eingetreten sind.

Auch ein Teil der antitumoralen Heilwirkung der Mistel geht auf fiebererregende und entzündungsfördernde Effekte zurück.

In die gleiche Richtung weist eine Studie aus dem Krebsforschungszentrum Heidelberg, die in den Jahren 1988 bis 1991 durchgeführt wurde, sie erbrachte den Nachweis, daß fieberhafte Infekte im Erwachsenenalter das Melanom (= schwarzer Hautkrebs)-Risiko senken.

(Ärztezeitung vom 25.06.96):
„Fieberhafte Infekte schützen offenbar vor Melanom".

Diese Ergebnisse sind insofern von weitreichender Bedeutung, als sie die Polarität von Entzündung und Tumor voll bestätigt. Das heißt aber auch, daß jede Unterdrückung von Fieber und fieberhaften Erkrankungen, die Tendenz, später an Tumoren oder Geschwulstbildungen zu erkranken, erhöhen kann.

Wen wundert es da noch, daß Krebserkrankungen auch bei Kindern und Jugendlichen in beängstigender Weise weiter um sich greifen!

Der Krebskandidat ist sozusagen kopflastig, geradeso wie die einzelne Krebszelle kernlastig ist (Abb. 10+17).

Wie die Abb. 7 verdeutlicht, ist das Hemmungsprinzip in der Kopforganisation normal und im menschlichen Organismus der Platzhalter des Geistigen. Durch dieses Hemmungsprinzip ist im Zentralnervensystem etwas Dauerhaftes und Unveränderliches gegeben, was dadurch eben auch in der Lage ist, uns die fortwährende Identität unseres Selbstbewußtseins zu vermitteln, die wir als unser kontinuierliches Ichbewußtsein erleben.

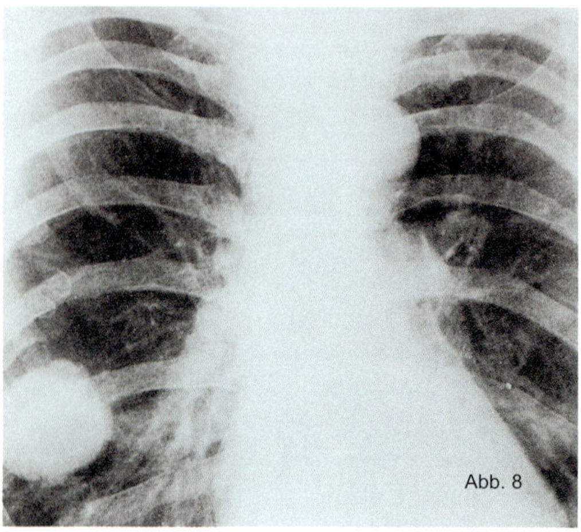

Bösartiger, kopfartig in Erscheinung tretender runder Tumor bei Lungenkrebs.

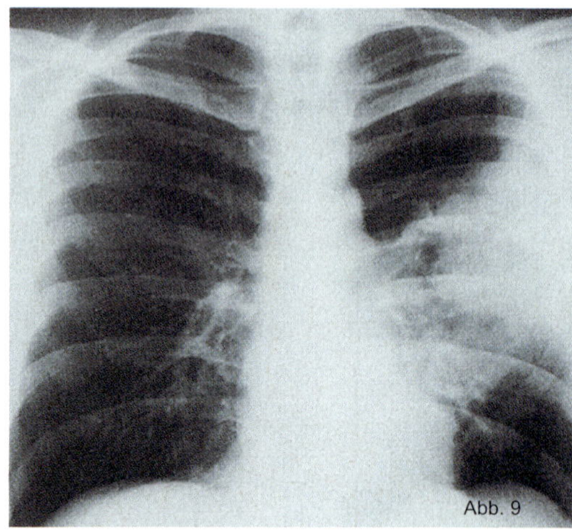

Diffus durchdringend sich ausbreitende Prozesse bei Lungenentzündung.

Das Krankheitsgeschehen von Tumor und Entzündung zeigt in überzeugender Weise, das jeweils diametral entgegengesetzte Wirken der Kräfte vom Kopf- bzw. Bauchsystem.

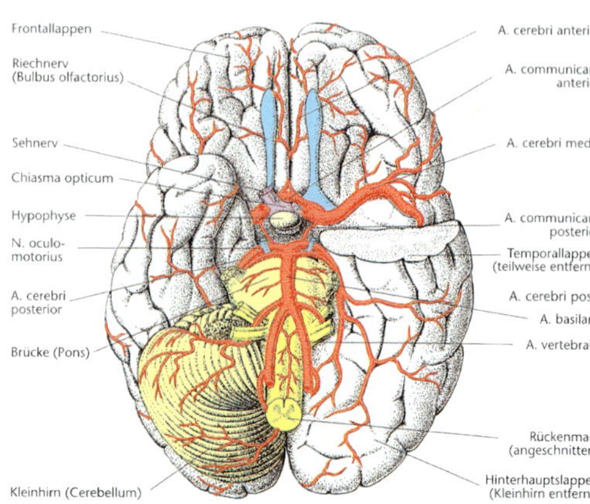

Die Kräftepolarität von Tumor und Entzündung

Tumor

Verlagerter und
isolierter Nerven-Sinnesprozeß
Organische Zeichen:
Ungehemmte Zellneubildung
Vermehrung von
Körpersubstanz
Verdichtung
Geschwulst
Raumerfüllung

Entzündung

Verlagerter und
isolierter Stoffwechselprozeß
Organische Zeichen:
Zelluntergang
Einschmelzung

Substanzverlust
Loch, Narbe
Hohlraumbildung

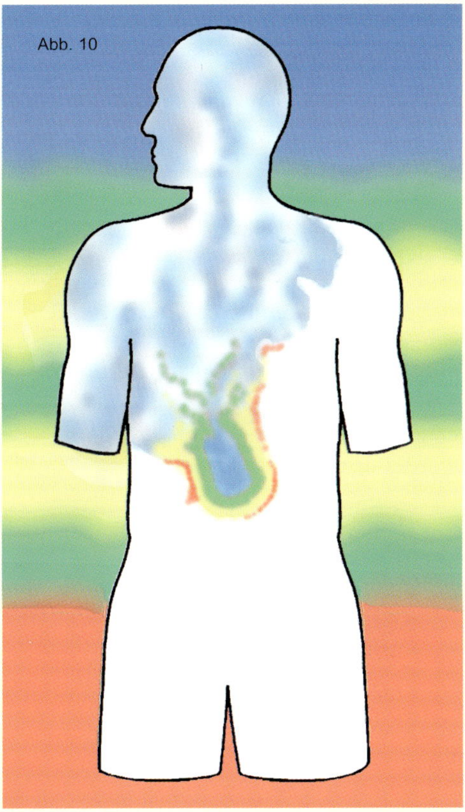
Abb. 10

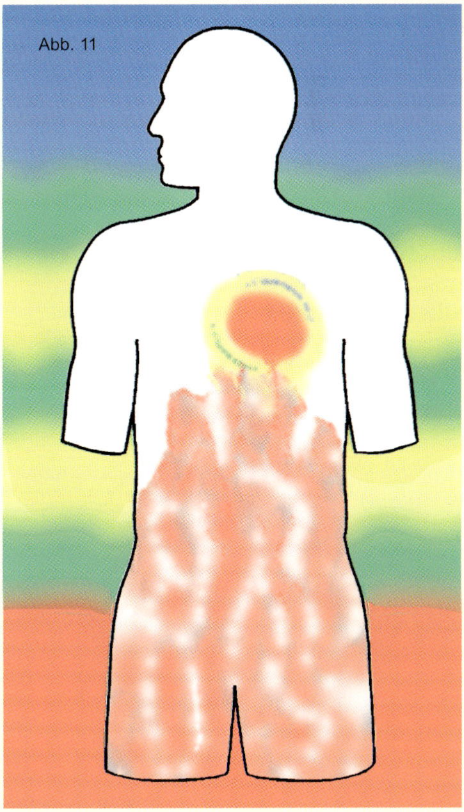
Abb. 11

Die Zelle als Grundlage des Lebens

Jegliches Leben auf der Erde ist an Zellen gebunden.

Vom Einzeller bis zum höchstentwickelten Säugetier und dem Menschen läßt sich dies verfolgen.

Jede Zelle führt ein Eigenleben und ist zugleich Teil einer Zellgemeinschaft.

Die winzigen, nur unter dem Mikroskop sichtbaren Zellen sind keineswegs alle von gleicher Art, obwohl sie alle die gleichen Chromosomen und Gene enthalten.

Es gibt im menschlichen Organismus weit über 100 verschiedene Zellarten, die in Zellverbänden auftreten, Gewebe und Organe bilden, wie Herz, Lunge, Nieren, Leber, Darm, Haut, Muskel, Blut oder Knochen.

Je nach Aufgabe und Ort haben sie verschiedene Funktionen und entsprechend unterschiedliche Strukturen.

Während der Embryonalentwicklung erhalten die einzelnen Zellen innerhalb der Bilde- und Wachstumsfelder ihre Zuordnung und Bestimmung in Bezug auf die Ausgestaltung der Gewebe, Organe und Funktionssysteme des gesamten Organismus.

Wie die bekannten Spemann'schen Versuche gezeigt haben, lassen sich im frühen Embrynonalstadium die Zellen austauschen, woraus ersichtlich wird, daß die Zellen nicht den Organismus hervorbringen, sondern die Zellen das lebendige Baumaterial für den Organismus sind und sich den höheren Organisationskräften fügen müssen.

Von großer Bedeutung ist dabei die Zellvermehrung durch Zellteilung in 2 gleiche Tochterzellen (Abb. 12).

Bis auf die Gehirn- und Nervenzellen – die ab der Geburt ihre Teilungsfähigkeit verlieren – können auch beim Erwachsenen fast alle übrigen Zellen von sogenannten Gewebe- oder Organstammzellen in unterschiedlichen Zeitabschnitten erneuert werden.

Sogar Herzmuskelzellen können sich, wie neueste Untersuchungen erbracht haben, entgegen mancher bisherigen wissenschaftlichen Auffassung, auch beim Erwachsenen noch teilen.

In einem gesunden Gewebe besteht also ein gut funktionierendes Gleichgewicht zwischen Zellteilung, Zelldifferenzierung und Zelltod, so daß normalerweise jedes Gewebe und jedes Organ eine harmonische Ausdehnung und Funktion erreicht, die sich dem Gesamtgeschehen des Organismus anpassen.

Teilung einer gesunden Zelle

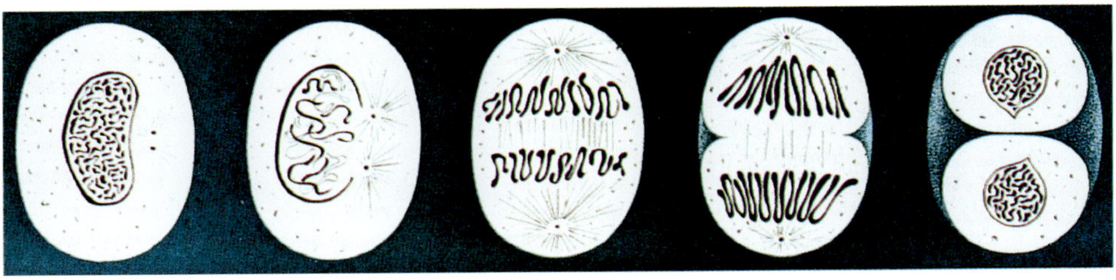

Teilung einer kranken Zelle

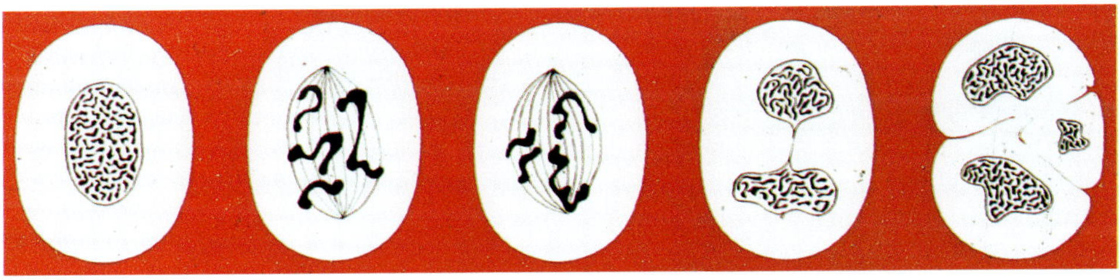

Abb. 12

Die gestörte Zelle als Ausgangspunkt für die Krebsgeschwulst

Um eine bösartige Zellwucherung in ihrer Entstehung und in ihrer funktionellen Verflechtung mit dem Wirtsorganismus noch besser verstehen zu können, ist es aufschlußreich, sich die Beziehungen zwischen Zellenleben und Organismus, wie sie im Vorangegangenen dargestellt wurden, nochmals ins Gedächtnis zu rufen.

Normalerweise ist das Zellenleben in jeder Phase der körperlichen Entwicklung, ebenso wie auch beim ausgewachsenen Menschen zu jeder Zeit dem Gesamtwachstumsplan oder dem Erhaltungsplan des menschlichen Organismus untergeordnet.

Das heißt, die aus der Histologie und Physiologie bekannten Stammzellen der über 100 verschiedenen Gewebe- bzw. Organzelltypen stellen das lebendige Grundmaterial dar für den Aufbau, für die Organdifferenzierung bzw. für die funktionelle Gliederung und Erhaltung des menschlichen Körpers. Schon im Embryonalstadium etwa ab der 7. Woche läßt sich dabei eine dreigliedrige Körperorganordnung erkennen (Abb. 13).

Das Nervensinnessystem (NSS) und das Stoffwechselgliedmaßensystem (SGS) stehen sich dabei polar gegenüber, werden aber durch das vermittelnde Rhythmische System (RS) in einer dreigliedrigen Gesamtfunktionsordnung zum harmonischen Zusammenwirken gebracht.

Die Dreigliederung als Gestaltungs- und Funktionsprinzip der Lebewesen zeigt sich in allen Lebensbereichen, es ist quasi ein Urprinzip.

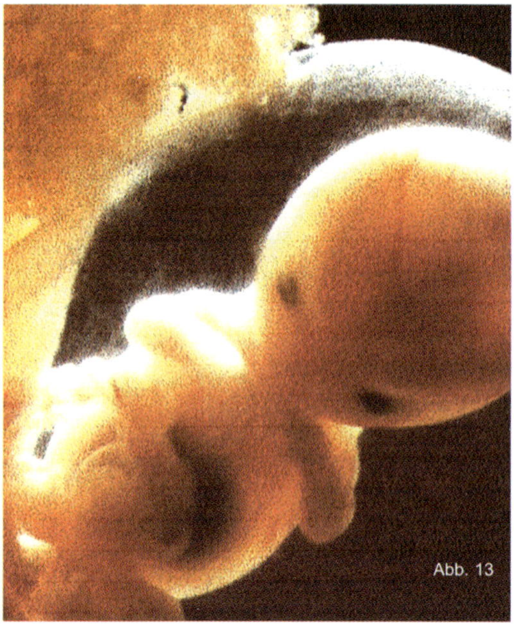
Abb. 13

Dabei ist im Nervensinnessystem (NSS) – dem Bewußtseinspol – die Zellerneuerung mit der Geburt so gut wie beendet. Nerven und Gehirnzellen sind lebenslang nicht mehr erneuerungsfähig. Ganz im Gegensatz dazu finden im Stoffwechselgliedmaßensystem (SGS) – dem Lebenspol des Menschen – in geradezu verschwenderischer Art laufend Zellerneuerungen statt.

Wie der plastizierende Künstler Ton oder andere Materialien als Werkstoff formt oder modelliert, so bildet das gesamte Zellpotential wie es in den Gewebestammzellen vorliegt, quasi die lebendige Grundlage für Aufbau, Differenzierung und Ausgestaltung des menschlichen Körpers mit seinen vielfältigen Funktionen.

Die vielen verschiedenen Blutzellen wie z.B. Erythrocyten, Thrombocyten, Leukocyten oder Lymphocyten gehen alle – wie man heute aus wissenschaftlichen Untersuchungen weiß – auf eine einzige Urstammzellenart zurück, aus der sich die Mutterzellen herausdifferenzieren, welche die, nach Bau und Funktion deutlich unterschiedenen, Blutzellen hervorbringen.

Ähnlich ist es bei vielen anderen Gewebezellen.

Die oberste Hautschicht beispielsweise erneuert sich beim Erwachsenen durchschnittlich in knapp 2 Wochen, so daß die Lebensdauer der Hautepidermiszelle ca. 12 Tage beträgt und während und nach dieser Zeit von nachrückenden Zellen ersetzt werden muß.

Bei den Schleimhautzellen im Magen- und Darmbereich ist die Lebensdauer noch kürzer und beträgt im Mittel 4-5 Tage.

Jede teilungsfähige Stammzelle des menschlichen Organismus zeigt einen dreigliedrigen Aufbau:

1. Die Zellmembran
2. Das Zellplasma
3. Der Zellkern

Auch alle Zellmembranen weisen in ihrem Aufbau wiederum eine dreigliedrige Struktur auf:

Dabei handelt es sich um Phospholipid-Doppellagen (mit zwei hydrophilen und einem hydrophoben Anteil).

Das Krebsproblem ist aber nicht nur, wie oben bereits angezeigt wurde, ein Zellproblem. Lange Zeit waren die Wissenschaftler der Ansicht, daß das Problem darin besteht, "...wenn die letzte Körperzelle in die erste Krebszelle übergeht" (K.H. Bauer „Das Krebsproblem", Springer Verlag Berlin 1949).

Nach dem heutigen Wissensstand ist der Anfang der Krebsgeschwulst oder der Beginn der ersten Krebszellen im Organismus längst nicht der Anfang der Krebskrankheit, denn die Krebskrankheit geht der Krebszellbildung oft schon lange Zeit voraus.

Wie bereits ausgeführt wurde, ist die Krebskrankheit eine den ganzen Organismus betreffende, krankhafte Fehlsteuerung. Die sich meist über Jahre anbahnende Krebsdisposition führt schließlich – wenn die körpereigenen Abwehrvorgänge versagt haben, oder die krebserzeugenden inneren und äußeren Faktoren übermächtig wurden – an der schwächsten Stelle zur körperlich manifesten Krebsgeschwulst.

Eine Operation ist deshalb auch keine absolute Heilungsgarantie, weil die allgemeinen Wucherungstendenzen ja bestehen bleiben. In nicht wenigen Fällen kommt es aus diesem Grund zu Rezidiven, Metastasen oder zur echten Zweitgeschwulst in einem anderen Organ.

Die Entwicklungsbiologie von Pflanze, Tier und Mensch zeigt, daß Zellen zwar das lebendige Baumaterial für die lebenden Organismen abgeben, daß sie sich aber bei der Entwicklung und Ausgestaltung höhergeordneter Wachstums- und Entwicklungsfelder unterordnen müssen.

Krebszellen können durch ihre Struktur- und Funktionsveränderungen von diesen bioenergetischen Lebensbildefeldern nicht mehr im körperlichen Zusammenhang gehalten werden.

Im menschlichen Organismus ist die einzelne Zelle dem Gesamtgeschehen dreifach untergeordnet:

1. den Gewebe- und Organkräften (Aetherleib)
2. den Organsystemen (Astralleib)
3. der **einen** Menschengestalt (Ich).

Dabei ist das Kräfteweben, wie im Vorstehenden bereits ausführlich beschrieben, polar ausgerichtet.

Zwischen oben und unten, zwischen Formpol (NSS) und Lebenspol (SGS) muß in jedem Moment durch das mittlere System (RS) der gesunde Ausgleich hergestellt werden. Auch im Hinblick auf die laufend notwendigen Zellerneuerungen in den einzelnen Geweben und Organen muß das gesunde Mittelmaß zwischen Form- und Lebenskräften eingehalten werden.

Je stabiler, elastischer und flexibler der einzelne menschliche Organismus diese Vorgänge beherrschen kann, desto widerstandsfähiger ist sein Immunsystem und desto gesünder sein Gesamtverhalten. Einerseits ist er dann, wie man sprichwörtlich sagt, „gut in Form“ und andererseits auch leistungsfähig und lebenskräftig.

Daß in dieser Hinsicht große individuelle Unterschiede bestehen, erklärt auch die individuell sehr unterschiedliche Anfälligkeit gegen äußere und innere Krebsnoxen.

Ein Vergleich von Bau und Struktur einer Nervenzelle und einer Blutzelle zeigt die polaren Kräftewirkungen (Abb. 14):

Manche Krebsforscher haben zu Recht den Krebs als eine Katastrophe der Form bezeichnet.

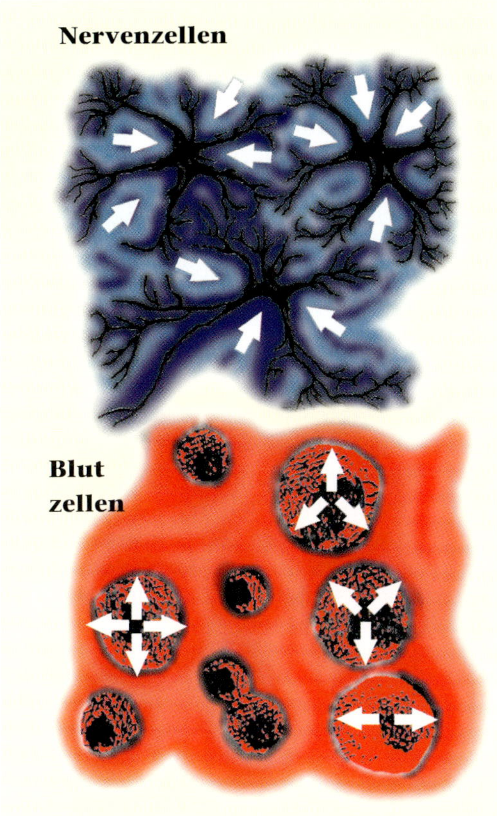

Abb. 14

Wie im folgenden am Beispiel des Darmkrebses gezeigt werden soll, entziehen sich die krebsartig veränderten aus geschädigten nachrückenden Zellen hervorgehenden Krebszellklumpen immer mehr der

Reifung – Differenzierung – und – gesunden Funktion

des Ausgangsgewebes. Die Krebszellen verlieren auch die nervliche Bindung zum Organismus, da die Krebsgeschwulst selbst ja keine Nervenbahnen besitzt.

Als Beispiel für eine Tumorentstehung sei die Entstehung bösartiger Tumoren im Magen- Darmbereich angeführt:

Nach der Erkrankungshäufigkeit stehen Tumoren aus dem Magen- Darmbereich bei uns bereits an 3. Stelle aller Tumore. Da die Zellen der Magen- Darmschleimhaut nur eine Lebensdauer von 4-5 Tagen haben, also nur kurze Zeit funktionsfähig bleiben, dann absterben und abschilfern, müssen sie laufend und sehr schnell von nachrückenden Zellen ersetzt werden.

Das heißt, daß die Erneuerung, Differenzierung, Funktionsphase und Ablösung in diesem Bereich besonders rasant vor sich gehen muß und dank endoskopischer Möglichkeiten auch gut studiert werden kann.

– In Anbetracht der Tatsache, daß die ausdifferenzierten, ausgewachsenen und voll funktionsfähigen Zellen fast immer ihre Teilungsfähigkeit verlieren, muß die Erneuerung von sogenannten Stammzellen ausgehen, wie sie in fast allen Geweben und Organen vorkommen. Nur von wenigen Organen wie der Leber weiß man, daß auch ihre funktionsfähigen Organzellen die Möglichkeit zur Verdoppelung beibehalten. Diese sogenannten Stammzellen ähneln in mancherlei Hinsicht den Zellen eines Embryos; sie können sich nur verdoppeln und Stammzelle bleiben oder aber in einen vollständig differenzierten Zustand übergehen, der dann alle Differenzierungsmerkmale des betreffenden Gewebes zeigt.

Eine hohe Weisheit muß darüber wachen, daß Größe, Lage, Form und Funktion aller Gewebe und Organe eines menschlichen Organismus in harmonischer Relation zueinander bleiben. Neben vielem anderen muß entschieden werden, wie häufig die Stammzellen sich teilen, damit ihre Zahl konstant bleibt und wieviele Stammzellennachkommen den Weg zur vollständigen Differenzierung einschlagen dürfen, um Organ- oder Gewebezelle zu werden, wobei sie dann ihre Teilungsfähigkeit verlieren. Hier sind also hochkomplizierte Regulationseingriffe notwendig, die nicht kausalmechanistisch von irgendwelchen Einzelstoffen ausgehen können, sondern von Kräften ausgehen müssen, die raumübergreifend ganzheitsschaffend tätig sein können wie die Aetherkräfte oder gar zeitübergreifend – wie die Astral- und Geisteskräfte – um die Steuerung dieser hochkomplexen lebendigen Gebilde sicherzustellen.

Diese Erkenntnisse bestätigen, die in dieser Schrift dargestellten, funktionellen und kräftemäßigen Fehleinwirkungen von an sich normalen Körperprozessen, die den Geschwulstbildungen zugrunde liegen. Kopfkräfte, die zur Härtung, Rundung und Verfestigung von Körpergeweben unerläßlich sind, führen andererseits, wenn sie an falscher Stelle und losgelöst vom Gesamt-funktionsplan des Organismus eingreifen, zu Wucherungen.

Die undifferenzierten Stammzellen der Darmschleimhaut liegen in den Vertiefungen (Krypten) der Schleimhautoberfläche, hier finden ständig Zellteilungen statt. Die Zellen wandern dann langsam nach oben entlang den Seitenwänden der Vertiefung bis zur Schleimhaut oder Zottenoberfläche je nach Darmregion. Auf diesem Weg findet die Zelldifferenzierung und Reifung statt (Abb. 15).

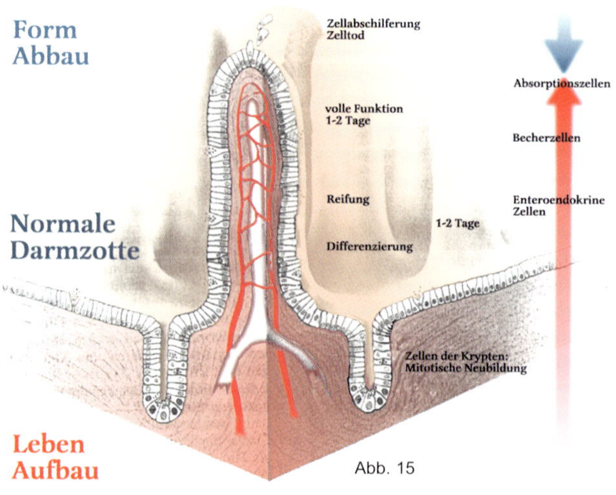

Abb. 15

Das Vorstadium einer Krebserkrankung beginnt mit anomaler Zunahme von Zellteilungen im Innern der Krypte und örtlicher Verdickung, wobei eine mäßige Hemmung der Ausdifferenzierung bereits vorliegen kann. Solche Gebilde bezeichnet man als Darmpolypen, die in der Mehrzahl der Fälle gutartig sind.

Echte Darmkrebserkrankungen (Karzinome) entstehen fast immer aus dem Verband der sekretorischen Zellen der Schleimhaut, weshalb sie Adenokarzinome genannt werden. Im besten Falle – bei unvollständiger Hemmung der Ausdifferenzierung – kann man im Krebszellenklumpen noch drüsenartige Strukturen unterm Mikroskop erkennen. Ganz bösartige Karzinome bestehen aus völlig undifferenzierten (anaplastischen) Zellhaufen, die Differenzierung ist hier total gehemmt. Im Gegensatz zu gesunden Zellen sind Krebszellen nicht zu den gewebeüblichen Funktionen fähig, dafür zeigen sie ein ungehemmtes, chaotisches, beschleunigtes und aggressives Wachstum über die Gewebsgrenzen und Organgrenzen hinaus (Durchwachsen der Basalmembran; Muskulatur und Lymphgewebe - Abb. 16).

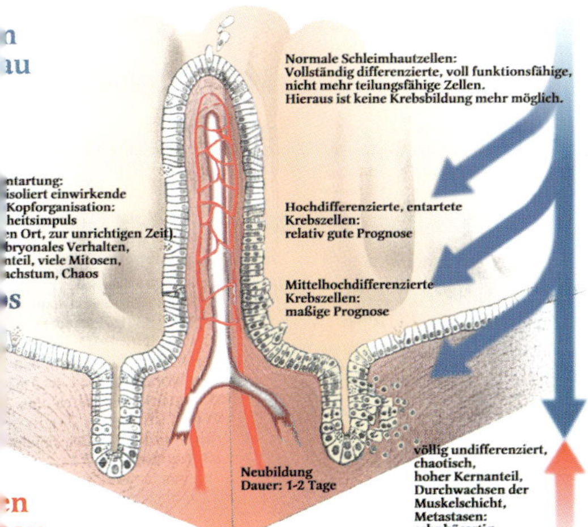

Abb. 16

Krebs entsteht demnach auf dem Wege der Zellerneuerung aus nachrückenden – durch die unteren Noxen – geschädigten und veränderten Gewebestammzellen. Denn Formkräfte, welche bei gesunden Stammzellen zur Differenzierung, Reifung und Funktionsfähigkeit führen, können, wenn sie im Sinne der oberen Noxen übermäßig einwirken – bei diesen vorgeschädigten Zellen keine normale Umwandlung mehr bewirken, im Gegenteil – eine Hemmung der Differenzierung, Reifung und Funktion ist die Folge. Außerdem geht die nervliche Verbindung mit dem Organismus und damit der Zusammenhang mit dem Wachstums- und Erhaltungsplan des Organismus verloren oder kommt erst gar nicht zustande.

Werden solche – in Richtung krebsartig veränderte Zellen – durch die NK-Zellen nicht eliminiert – können diese sich schmarotzerhaft vermehren und den Organismus geschwulstartig durchdringen, womit die bösartige Krebserkrankung in Erscheinung tritt, da alle Kräfte nur noch in die bloße Vermehrung gehen.

Charakteristische Zeichen der Krebszelle

Krebszellen zeigen ein gestörtes Verhalten. Sie haben weniger oder veränderte Rezeptoren an ihrer Zellwand und wachsen deshalb verdrängend, schieben sich über- oder untereinander, wirken zerstörend, ungeordnet und ungehemmt und bilden einen chaotischen Zellverband (Geschwulst, Abb.17).

Die Membran von Krebszellen enthält Strukturen, die antigenen Charakter haben und von der körpereigenen Immunabwehr als körperfremd erkannt werden und von den NK-Zellen, den natürlichen Killerzellen, beim Gesunden vernichtet werden.

Viele Tumormarker sind Antigene der Tumorzellen.

Bei Krebszellen ist der Zellzyklus in der Regel wesentlich kürzer, d.h. sie vermehren sich erheblich schneller als die Durchschnittskörperzelle.

Dagegen verlieren sie jegliche Funktionsfähigkeit des Ausgangsgewebes und verdrängen oder zerstören die gesunden Zellen.
Im einzelnen fällt die Krebszelle durch folgende charakteristische Zeichen auf:

1. Gesteigerte Mitoserate (Vermehrungsrate)

2. Zunahme der Kernanteile

3. Deformierung der Zellgestalt

4. Differenzierungshemmung

5. Reifungshemmung (volle Funktion wird nie erreicht)

6. Zurückfallen in embryonales Stoffwechselverhalten

a) anaerobes Wachstum

b) Bildung embryonaler Stoffe, Proteine u.a., z.B. CEA (Carcinoembryonales Antigen), AFP (alpha-foetoprotein)

7. Bei der Zellteilung schon anfällig für Unordnungen z.B. Verdoppelungen oder Verlust von Chromosomenabschnitten, deshalb zeigen ihre Nachkommen oft ein bizarres Aussehen

8. Ungehemmtes, chaotisches Wachstum in fremdes Gewebe und fremde Organe

9. Ausbreitung in allen Raumesrichtungen und im gesamten Organismus (Metastasierung).

Ein richtiges Verständnis für die Entstehung einer Wucherung z.B. durch Tabakrauch, radioaktive Strahlen oder Chemikalien wird man erst erhalten, wenn man auch den Aetherleib, den Träger der spezifischen

Lebensvorgänge mit in die Überlegungen einbezieht, denn die bloße Kenntnis einer Schädigung der Zellen und des Gewebes durch äußere Noxen ließe den Zelluntergang und etwaigen frühzeitigen Zelltod begreifen. Aber weshalb kommt es in der Folge dieser Einwirkungen zu Zellwucherungen, d.h. zu übermäßiger Zellvermehrung – dies ist auf den ersten Blick doch merkwürdig?

Dazu muß man sich folgendes klarmachen: Ohne Aetherleib gibt es keine Zellvermehrung! Und ohne Aetherleib gibt es auch keine Lebensvorgänge. Der Aetherleib ist der Träger aller Lebensprozesse. Er durchdringt im gesunden Zustand den stofflichen Leib vollkommen und beherrscht alle seine Funktionen.

Am Ort der Krebsentstehung jedoch kommt es durch Einwirkung der im Vorstehenden genannten äußeren und inneren Krebsnoxen zu Abweichungen im physiologischen Geschehen, so daß dem Aetherleib sozusagen lokal ein Widerstand entgegengesetzt wird; da es ihm nicht gelingt, diesen Widerstand zu überwinden, kommt es zu Kräftestauungen, welche dann die ungezügelte Zellvermehrung der Krebsgeschwulst bedingen. Da das körpereigene Tumorabwehrsystem (NK-Zellen) zu schwach war und da keine Nervenverbindungen und keine positiven Funktionszusammenhänge mit dem Organismus mehr bestehen, nimmt die Krebsgeschwulst den Charakter eines Schmarotzers an.

Jedes Organ des menschlichen Körpers hat seine spezifische Eigenart und hebt sich deutlich vom Gesamtgeschehen des Organismus ab. Durch Blut und Nervenverbindungen werden die Einzelorgane jedoch im Gegensatz zur Krebsgeschwulst in ihrer relativen Selbständigkeit dem Ganzen wieder eingegliedert. Die sinnlich sichtbare physisch-körperliche Erscheinung wird belebt durch den Aetherleib, beseelt durch den Astralleib und zusammengefaßt im Ich. Diese Vierheit der Wesensglieder greift über die Vierheit der Elemente in das organische Geschehen ein. Die eigentlichen physischen Vorgänge hängen mit dem festen Element zusammen, der Aetherleib wirkt im Flüssigen, der Astralleib in den luftförmigen und gasförmigen Vorgängen, das Ich in den Wärmedifferenzierungen. Dieses Ineinanderspielen der Wesensglieder und Elemente hat in jedem Organ eine andere Betonung und zeigt bei den einzelnen Menschen individuelle Differenzen.

Dies ist der psychosomatische Hintergrund für die individuell verschiedene Anfälligkeit für bestimmte Organtumorerkrankungen. Weshalb z.B. ein Mensch einen Nierentumor entwickelt, während andere Magen- oder Knochentumoren hervorbringen.

Zellwachstum und Krebs

1.
Es gibt ein reguliertes Wachstum,
ein sogenanntes regeneratives Wachstum (Ausgleich des täglichen Zellverlustes), z.B. der Epidermis, Schleimhaut- oder Knochenmarkzellen.

2.
Ein kompensatorisches Wachstum
z.B. nach Operationen, Verletzungen wird Bindegewebe und sonstiges Körpergewebe ersetzt.

3.
Es gibt ein unreguliertes Wachstum,
wie es die Krebszellen zeigen. Davor gibt es Dysplasien, das sind Fehlbildungen der Zellen, welche als Krebsvorstadien betrachtet werden. Das Krebswachstum zeigt letztendlich den totalen Verlust der Beziehung zum Wachstumsprogramm des Organismus.

4.
Metastasierungen:
Die Aussaat über den Lymphweg ist die häufigste Art der Tochtergeschwulstbildung (Metastasierung). Dies erklärt auch die für Diagnose und Prognose wichtige Bedeutung des Lymphdrüsenbefalls eines Tumors. Es besteht jedoch auch die Möglichkeit, daß Krebszellen einen oder mehrere Lymphknoten passieren, ohne abgefangen zu werden. Gelangen Krebszellen in die Blutbahn,

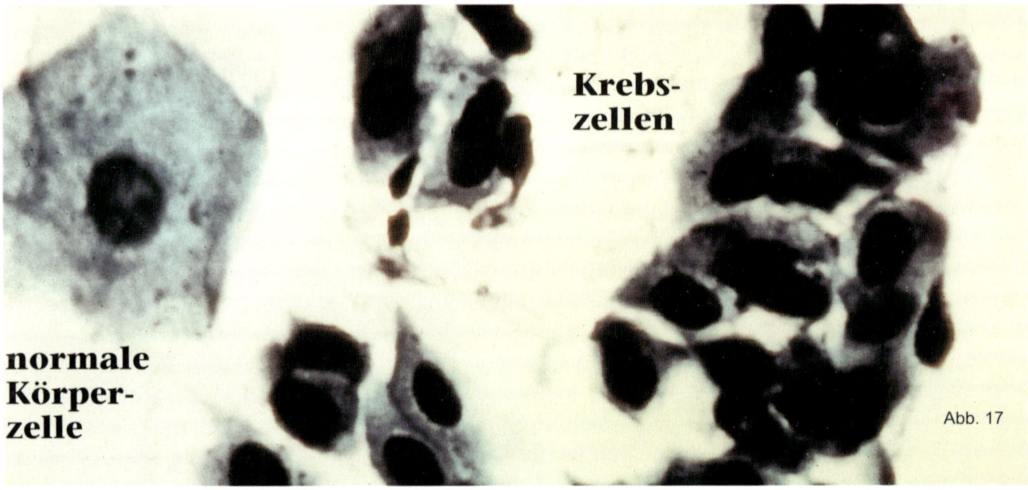

Abb. 17

so können sie im nächstfolgenden Kapillargebiet hängenbleiben und dort Tochtergeschwülste bilden.

So ergibt sich ein bestimmtes Metastasierungsmuster, je nach Lokalisation des Ausgangstumors (=Primärtumor). Z.B.

Leberbefall häufig bei Tumoren im Einzugsbereich der Pfortader (Darm, Magen), **Lungenbefall** bei Tumoren im Einzugsbereich der oberen oder unteren Hohlvene, **Knochen- bzw. Skelettbefall** bei Tumoren der Mammae, Prostata, Bronchien, Schilddrüse, Pankreas und Nieren.

Krebs verhindern durch frühzeitige Mistelinjektionen

Abb. 18

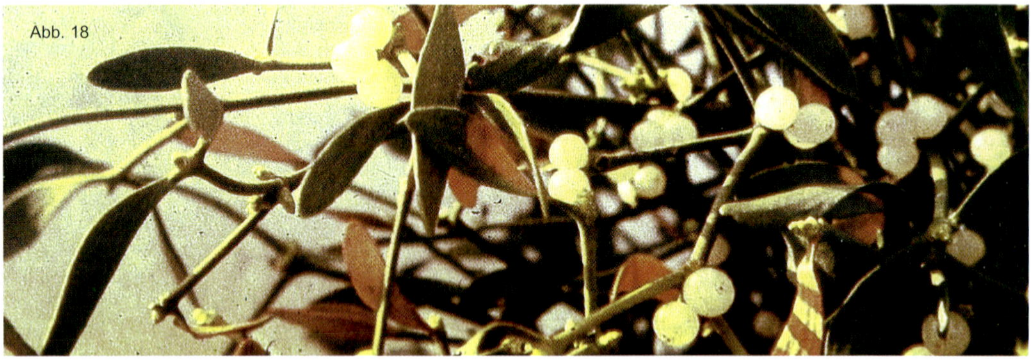

Krebs behandeln ist die eine Sache, Krebs verhindern die andere. Letztere ist vielleicht sogar die wichtigere Seite der Medaille, denn wenn das Kind erst einmal in den Brunnen gefallen ist, sind die Umstände und die Rettungsmaßnahmen viel komplizierter als wenn man den Brunnenschacht rechtzeitig zudeckt.

Rudolf Steiner äußert sich bezüglich der Krebsbehandlung mit Mistelpräparaten einmal sinngemäß dahingehend:

„...daß die Mistel allmählich das Messer des Chirurgen werde ersetzen können."

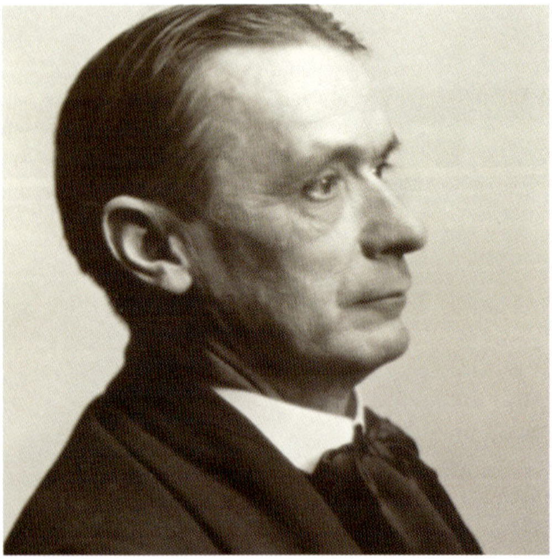

Dieses Ziel wird jedoch nicht nur durch eine Wirkungsverbesserung der Mistelpräparate zu erreichen sein, sondern vor allem auch durch den frühzeitigen therapeutischen Einsatz dieser Mistelpräparate.

Dies gilt grundsätzlich für jede Krebserkrankung. Es kommt heute alles darauf an, ihre Vorstadien wie Praecancerosen, Geschwulstbildungstendenzen und Krebsdispositionen rechtzeitig zu erkennen und zu behandeln. Dazu muß man sich nur klar machen, daß die Krebsgeschwulst letztlich ein Selbstheilungsversuch des Organismus ist, im Sinne eines organischen Ventils, um die Wucherungskräfte abzuleiten, die unberechtigterweise sich lokal Geltung verschafft haben und den gesunden Wachstumsplan des Organismus bösartig durchbrochen haben.

Diesen Selbstheilungsvorgang des Organismus kann man schon im Vorfeld der körperlich faßbaren Krebserkrankung auf dreierlei Weise wirksam unterstützen, so daß es erst gar nicht zur Geschwulstbildung kommen muß:

1. Das innere Ungleichgewicht im Kräfteweben des Organismus ausgleichen, sozusagen innere Risikofaktoren abbauen (siehe Allgemeine Maßnahmen)

2. Äußere Risikofaktoren abstellen

3. Die körpereigene Krebszellenabtötung durch NK-Zellen und das gesamte Immunsystem durch entsprechende vorbeugende Maßnahmen und präventive Heilmittel stärken und aktivieren.

Für Letzteres kommen neben Thymuspräparaten, Enzymen, Schlangengiften, Selen und den Vitaminen A, Beta-Carotin, C, E in erster Linie Mistelinjektionspräparate in Betracht, wie in den nachfolgenden Ausführungen genauer erläutert wird.

Es gibt eine Heilpflanze, die weißbeerige Mistel Viscum album (Abb. 18), man ist geneigt zu sagen: „Gott sei Dank!“, die in ihrem Wuchsverhalten und in ihrer inneren Substanzbildung auf geradezu faszinierende Weise so viele Parallelen zur Krebskrankheit zeigt, daß man aus dem Staunen nicht mehr herauskommt.

Rudolf Steiner – der so viele wichtige Aussagen zur Krebserkrankung gemacht hat – war es auch, der erstmals 1916 die Mistel in die Krebsbehandlung eingeführt hat.

Die Behandlungserfahrungen über viele Jahrzehnte haben bewiesen, daß die Mistel schon in den Krebsfrühphasen wirksam ist. Einige aufschlußreiche Aspekte dieser außergewöhnlichen Heilpflanze, von der bereits über 1000 wissenschaftliche Veröffentli-chungen existieren, seien hier genannt.

Die Mistel als Krebsheilpflanze

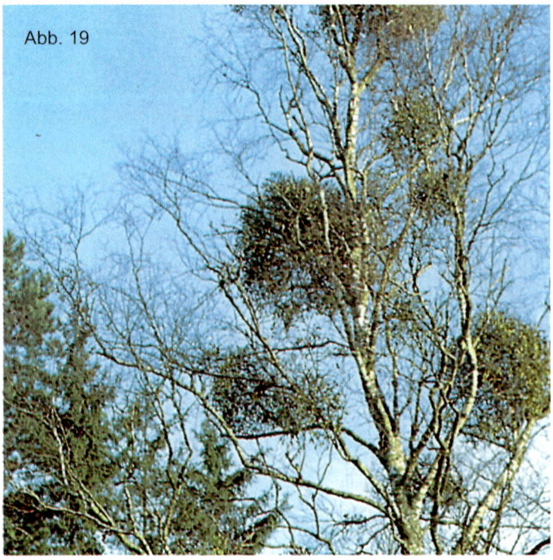

Das Besondere an der Mistel ist, daß sie nicht wie andere Pflanzen mit Wurzeln ins Erdreich eindringt, sondern als Schmarotzer auf Bäumen lebt (Abb. 19). Auffallend ist außerdem ihr vergangenheitsbezogenes Verhalten im Stoffwechsel, denn die Mistel bildet zeitlebens Stoffe, die andere Pflanzen nur im Keimblattstadium bilden, wie Schleime, Lektine, Proteine.

Es sei an dieser Stelle daran erinnert, daß Krebszellen Eiweißstoffe bilden, die sonst nur von Zellen des menschlichen Embryos im Mutterleib gebildet werden, sie sind als Tumormarker bekanntgeworden wie Alpha-Foeto-Protein, CA, und CEA u.a.

Die Mistel verharrt im Embryonalstadium, deshalb nennt man ihre Samen Embryonen (Abb. 22), außerdem bleiben ihre Blätter, die oben und unten gleich sind, zeitlebens im Keimblattstadium stehen.

Die Mistel emanzipiert sich vom normalen Pflanzenleben, d.h. sie entzieht sich sowohl den Umkreiskräften wie auch den Zentralkräften der Erde und entzieht sich auch den Wirkungen der Jahreszeiten, deshalb bildet sie wahllos am Wirtsbaum sitzende Kugelbüsche. Sie blüht im Februar und fruchtet um die Weihnachtszeit des darauffolgenden Jahres. Wiederum sei in diesem Zusammenhang darauf hingewiesen, daß Krebszellen sich dem Wachstumsplan des Organismus entziehen. Die Wachstums- und Bildevorgänge der Mistel sind in vielfacher Hinsicht gehemmt:

Obwohl die Mistel botanisch gesehen ein Bäumchen auf Bäumen darstellt, ist ihre Holz- und Borkenbildung gehemmt, da durch und durch grün, enthalten ihre Sprossen nur Wasserleitungsgefäße, keine Siebgefäße. Neben der Blattmetamorphose ist auch die Blüten- und Fruchtbildung der Mistel reduziert, d.h. sie zeigt deutliche Entwicklungshemmungen. Auch die Samen sind deutlich gehemmt, da sie unbelichtet in wenigen Tagen absterben.

Die Mistel offenbart also in ihrer räumlichen und zeitlichen Entfaltung eine Vielzahl von Hemmungsphänomenen. Andererseits zeigt die Pathologie, daß Krebszellen aus veränderten Körperstammzellen hervorgehen, wobei Reifehemmungen, Differenzierungshemmungen und Funktionshemmungen vorliegen.

Nicht zuletzt sei erwähnt, daß die Mistel zu den DNA-reichsten Pflanzen gehört, die es überhaupt gibt. Ihre Zellen haben 20 bis 100mal so viel DNA, wie die Durchschnittspflanzenzelle. Andererseits sind gerade die Krebszellen gekennzeichnet durch ihren Reichtum an Kernanteilen, d.h. auch hier sind die DNA-Mengen erheblich vermehrt.
Ebenso wie die Krebsgeschwulst sozusagen die „Kambiumschicht" des menschlichen Organismus – nämlich seine vermehrungsfähigen Gewebe- oder Organstammzellen befällt – so dringt die Mistel mit Haustorium und Senker (Abb. 21) in die vermehrungsfähige Kambiumschicht, die Lebensschicht des Baumes, ein und wächst darin weiter.

Morphologisch und funktionell-dynamisch entspricht den menschlichen Körperprozessen die umgekehrte Pflanze (Abb. 20). Man denke z.B. an die Photosynthese im Blattprozeß der Pflanze und an die Lungentätigkeit des Menschen, wobei das polare Verhalten von Chlorophyll und Hämoglobin hervorsticht. Mit Nervenvorgängen im menschlichen Organismus korrespondieren aus dieser Sicht die Wurzelfunktionen der

Abb. 20

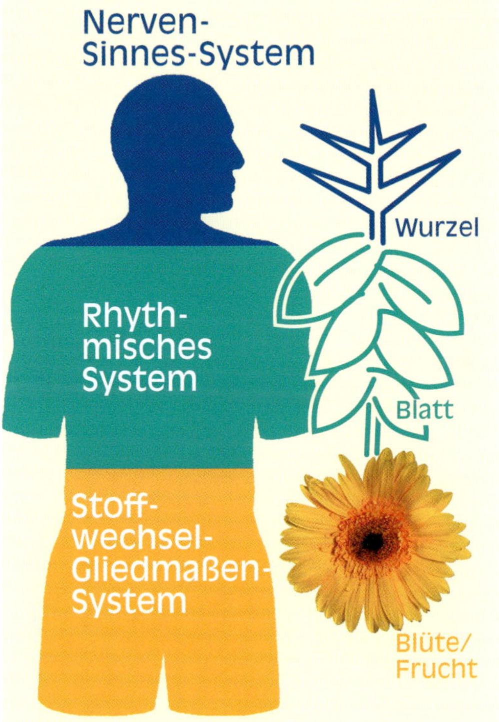

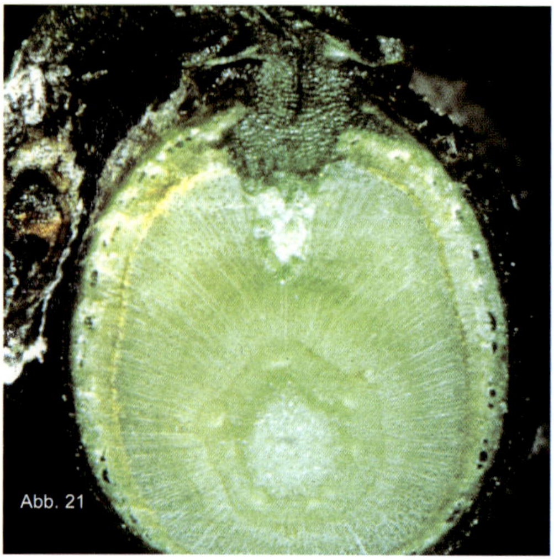

Pflanzen. Bei der Mistelpflanze fällt auf, daß sie keine eigenen Wurzeln ausbildet, nur Haustorium und Senker, mit denen sie in den Wirtsorganismus eindringt.

Interessanterweise hat die Krebsgeschwulst analog zur Mistel auch keine eigenen Nervenverbindungen zum befallenen Organismus. Dieses auffallende Phänomen unterstreicht einmal mehr, das schmarotzerhafte, eigensinnige Verhalten der Krebsgeschwulst und deren Beziehung zur Mistelpflanze.

Pharmakologie der Mistel

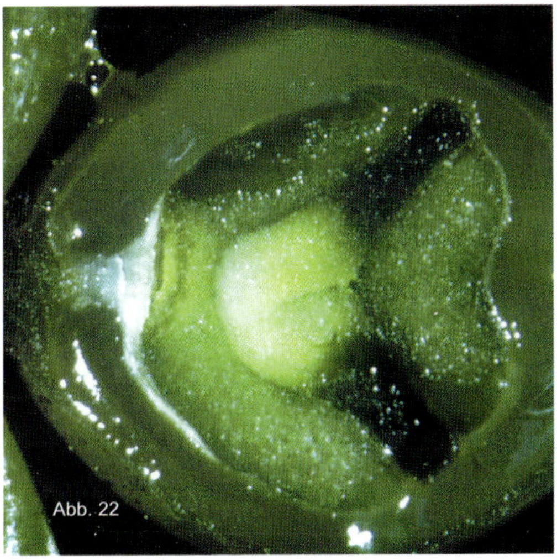
Abb. 22

Das Erstaunliche an der Mistel ist, daß sie bei sämtlichen Krebsformen gleichermaßen gut wirkt, und daß sie auch vorbeugend eingesetzt werden kann.

Die Mistelpflanze enthält eine ganze Reihe von arzneilich wirksamen Inhaltsstoffen. Am bekanntesten sind: die Viscotoxine und die Lektine.

Die Mehrzahl der heute im Handel erhältlichen Mistelinjektionspräparate wirkt auf dreifache Weise:

1. Krebszellabtötend
vor allem durch die Lektine, einige Präparate sind daher auch auf einen bestimmten Lektingehalt standardisiert

2. immunstimulierend
indem die körpereigenen Abwehrmöglichkeiten gegen Krebszellbildungen angeregt werden, z.B. können Mistelinjektionen in entsprechender Dosierung und wiederholter Verabreichung die Aktivität der natürlichen Krebskillerzellen, der sogenannten NK-Zellen, um das über 10fache steigern

3. stabilisierend auf die DNA, d.h. der Zellkernanteile der Zellen, was in wissenschaftlichen Tests nachgewiesen werden konnte.

Diese wesentlichen Hauptwirkungen der Mistelinhaltsstoffe weisen diese außergewöhnliche Schmarotzerpflanze als Krebsheilpflanze aus.

Ihre heilenden Kräfte können vor allem in der Frühphase der Krebsentstehung geradezu Wunder wirken, weshalb die Frühbehandlung der Krebsanwärter von so entscheidender Bedeutung ist.

Durch die DNA-stabilisierenden Heileffekte der Mistel kann den neoplastischen Transformationen, wie sie durch cancerogene Stoffe oder Strahlen entstehen, entgegengewirkt werden.

Mistelpräparate sind also in der Lage, – speziell die Injektionspräparate –, den genannten oberen und unteren, d.h. inneren und äußeren krebsauslösenden Noxen entgegenzuwirken.

Wann soll eine Misteltherapie erwogen werden?

Zum einen bei allen Krankheiten, die nach wissenschaftlichen Erkenntnissen als Praecancerosen anzusehen sind, z.B. um einige zu nennen: bei chronischen Dermatosen, Narben, Kondylomen, bei Leukoplakien, Polypen, Papillomen, Cervix- und Collumdysplasien, Kraurosis vulvae, dann bei chronisch anacider Gastritis, Gallensteinen, Morbus Crohn, Hyperplasien jeglicher Art, Mastopathien, bei Myomen, bei Exostosen und vielen anderen chronisch rezidivierenden Krankheiten.

Dabei sollte man drei Grundsätze beherzigen:

1. Beim Gesunden kommt es darauf an, eine **Krebsentstehung zu verhindern.**

2. Bei Krebsvorstadien kommt es darauf an, die **Gesundheit wiederherzustellen.**

3. Bei Krebserkrankten nach Operation, Strahlen- oder Chemotherapie kommt es darauf an, **Rezidive oder Metastasen zu verhindern** (Abb. 23).

Deshalb ist es ratsam, bei allen Personen, die durch direkten stofflichen Kontakt zu krebsauslösenden Noxen, wie bei Arbeitern in chemischen Fabriken, Gärtnern, Straßenbauern, Weinbauern oder Strahlenexponierten, auch Arbeitern in Leder- oder Möbelfabriken, Malern oder Menschen, die häufig Umgang haben mit Lösungsmitteln oder chemischen Stoffen, wie Farbstoffen und vor allem, wenn sie mit unklaren Beschwerdebildern in die Praxis kommen, an eine frühzeitige Mistelinjektionsbehandlung zu denken.

Auch starke Raucher und Menschen, die dem Alkohol besonders zusprechen, fallen hierunter.

Als Behandler sollte man immer dem Grundsatz folgen:

Jeder Patient, der in die Sprechstunde kommt, ist ein Krebsanwärter, so lange nicht das Gegenteil bewiesen ist.

In den genannten Fällen lohnt es sich fast immer, frühzeitig Mistelinjektionen vorzunehmen, denn viele, die in der neoplastischen, transformatorischen Frühphase stecken, reagieren auf Mistelinjektionen erfahrungsgemäß gut und schnell mit einer Verbesserung des Allgemeinbefindens; selbst hartnäckige Schmerzzustände verschwinden oft rasch, gesunder Appetit, verlorenes Gewicht und die ursprüngliche Leistungsfähigkeit werden wieder zurückgewonnen.

Doch ist es oft nicht mit einer einzigen Kur von 2x 7, 2x 8 oder 2x 10 Injektionen, je nach Herstellerfirma, getan. Bei hartnäckigen Fällen braucht man oft Monate oder Jahre, um einen stabilen Erfolg zu erzielen. Die Mistelbehandlung kann differenziert durchgeführt werden. Im allgemeinen gilt folgende Regel für die Frühbehandlung: die Eichenbaummistel – Viscum Quercus – für Männer, die Apfelbaummistel – Viscum Mali

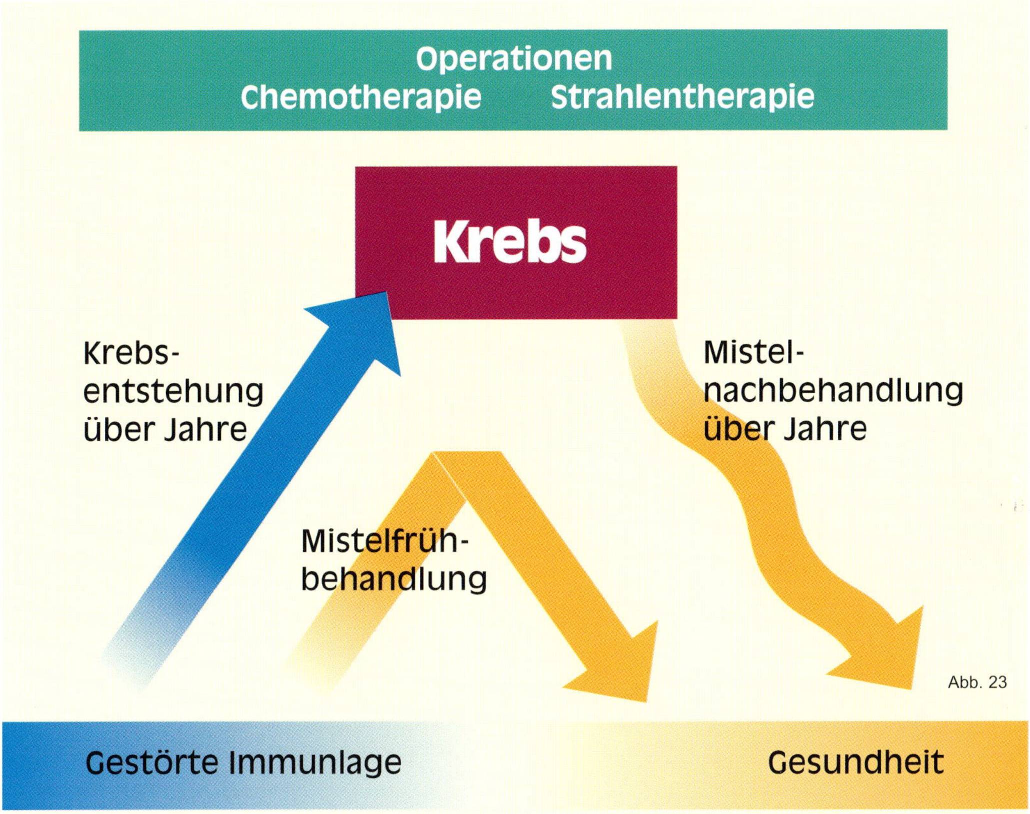

Abb. 23

– für Frauen, beginnend mit den Stärken 0 oder I, je nach Hersteller, oder mit entsprechend niederen Konzentrationen. Manchmal genügt bereits 1 Injektion pro Monat, bei schwierigen Fällen braucht man 2x wöchentlich 1 Injektion. Hierbei muß man differenziert nach den individuellen Gegebenheiten vorgehen. Es gibt in Deutschland bereits Mistelpräparate von 13 verschiedenen Wirtsbäumen (Abb. 24), so daß man auch eine gezielte wirtsbaumspezifische Behandlung durchführen kann. Hierüber ist alles bei den Mistelpräparateherstellern zu erfahren. Zur Verlaufskontrolle empfiehlt es sich, die Beschwerdeschilderungen der Patienten zu notieren.

Natürlich ist es wichtig, immer auch die oberen Noxen, seelische und geistige Einseitigkeiten, zu berücksichtigen, die Krebskandidaten aufweisen können; wie z.B. nachtragendes seelisches Verhalten, Verlust an Kreativität, Selbstwertgefühl oder Leistungsfähigkeit oder entsprechend ungünstige Lebensumstände wie Verlusterlebnisse, Scheidungen oder Arbeitsplatzverlust, Rentendasein usw.

Bei allen diesen Fällen ist eine rechtzeitige Mistelinjektionsbehandlung zu erwägen, vor allem, wenn entsprechende unklare Beschwerdebilder vorliegen.
Der Verlauf ist einmal zu messen am Befinden des Patienten, sowie an bestimmten Blutparametern wie Leukocytenzahl, speziell der Eosinophilen, und den Lymphocyten, vor allem den T4-Lymphocyten und den NK-Zellen.

Als der Geistesforscher Rudolf Steiner Anfang dieses Jahrhunderts auf Anfragen von Ärzten die Mistel in die Krebsbehandlung einführte, konnte wohl kaum einer der damaligen Naturwissenschaftler ahnen, daß

Wirtsbaum	Krebs-Organlokalisation
Birke (Viscum Betulae)	Gehirn, Nerven, Sinnesorgane, Haut
Mandel (Viscum Amygdali)	Mundhöhle, Rachen, Tonsillen, Schilddrüse
Ahorn (Viscum Aceris)	Kehlkopf, Lunge
Kiefer (Viscum Pini)	Lymphorgane, Blut, Kopforgane Brust (nach d. Menopause), Unterleibsorgane (bei Frauen), Bewegungsorgane, Haut, Gehirn
Tanne (Viscum Abietis)	Bewegungsorgane, Sehnen
Ulme (Viscum Ulmi)	Lunge
Esche (Viscum Fraxini)	Lymphorgane, Blut, Metastasen
Linde (Viscum Tiliae)	Lippen, Nieren, Lunge
Weide (Viscum Salicis)	Nieren, Gelenke
Weißdorn (Viscum Crataegi)	zur Prophylaxe und nach Herzinfarkt
Pappel (Viscum Populi)	Prostata, Urogenitalorgane (Männer)
Apfelbaum (Viscum Mali)	Brust, Unterleibsorgane, Stoffwechselorgane, Prophylaxe: Frauen
Eiche (Viscum Quercus)	Alle innen, zentral gelegenen Organe: Oesophagus, Magen-Darm, Rectum, Leber, Bauchspeicheldrüse aber auch: Bronchien, Ovarien, alle Stoffwechselorgane, Sarkome, Prophylaxe: Männer

Abb. 24

80 Jahre später die spektakuläre und bahnbrechende Aussage des Geistesforschers – „die Mistel sei die Krebsheilpflanze" – von der Pharmakologie und Biochemie bis in den molekularen Bereich voll bestätigt werden konnte.

Nur wer die Augen vor den Tatsachen verschließt, kann hier noch Zweifel anbringen. Nach dem oben Ausgeführten ergibt sich folgende approximative Zuordnung von Wirtsbaum- und Krebsorganlokalisation (einigen Mistelpräparaten werden vom Hersteller feinste Metallzusätze beigegeben, um die Beziehung zu den jeweiligen Organsystemen herzustellen - Abb. 24).

Zwei Krebstypen

Nach psychosomatischen Gesichtspunkten lassen sich zwei große Gruppen von Krebskranken unterscheiden:

1. Gruppe:

Menschen, die zeitlebens krankheitsanfällig waren, deren Immunsystem vermutlich nie einen ganz stabilen Funktionsbereich erreichen konnte, die meistens auch von psychosomatischen Disharmonien geplagt waren, und bei denen dann oft externe Faktoren wie negativer Streß, Verlusterlebnisse, Strahlenexpositionen, Rauchen oder Chemikalien nur noch den letzten Auslöser zur Wucherung abgaben, da der innere Ausgleich der dreigliedrigen Funktionskräfte versagt hatte.

In diese Gruppe gehören auch jene Menschen, die z.B. jahrelang unter rezidivierenden Organbeschwerden z.B. Magenbeschwerden gelitten haben und bei denen sich dann irgendwann ein Magenkrebs einstellte. Die Betreffenden meinen schließlich nicht selten, daß man ihren Tumor jahrelang übersehen hätte, was natürlich nicht stimmt, denn der Tumor konnte erst entstehen, als der innere Kampf nach oft langem Hin und Her zugunsten der Wucherungskräfte verlorengegangen war. Diese – mit einem labilen Immunsystem ausgestatteten – Menschen sind auch häufig empfindlich gegen Medikamente, weshalb man bei der Misteltherapie mit vorsichtiger, niederer Dosierung beginnen sollte, da in seltenen Fällen Überstimulierungen eintreten können. Zwischen die Injektionsserien sollte man 1 – mehrwöchige Pausen einlegen.

2. Gruppe:

Hierzu gehören alle diejenigen Krebsbefallenen, die auffallend selten krank waren, meistens auch nur wenige Kinderkrankheiten durchgemacht haben, und von der Krebsgeschwulst sozusagen wie aus heiterem Himmel überrascht wurden. Im allgemeinen geht bei diesen Menschen die Geschwulstbildung auf – aus vielen Gründen auch immer – in bestimmten Körpergebieten übermäßig vorhandengebliebene, sehr teilungsfähige Gewebegrundzellen zurück, die zudem mit hoher aetherischer Aktivität versehen sind, welche nicht oder nicht ausreichend in die, ab dem 7. Lebensjahr mit der Schulreife verstärkt einsetzenden entwicklungskonformen Verwandlungsprozesse von Körperbildekräften in Gedankenkräfte einbezogen wurden.

Nicht selten liegt auch Kreativitätsmangel vor, so daß die Kräftemetamorphose zu wenig innere Impulse erhalten hat.

Im Blutkristallbild (Abb. 25) zeigen sich – oft als einzige Störzeichen – diese – für solche Wucherungskonzentrate typischen Hohlformen – von der Grundstrahlung abgesetzt durch unterschiedlich graduierte Querstrukturen – je nachdem, wie stark die Kopfkräfteorganisation bereits ihren dislozierenden, dem Hemmungsprinzip folgenden und dadurch erst ins bösartige führenden Einfluß geltend machen konnte. Denn sobald ein gewisser Grad von körperfremdem Wucherungsgeschehen erreicht ist, kann die Geschwulstbildung geradezu explosionsartig ins Gewebe schießen und innerhalb weniger Wochen riesige Krebsgeschwülste hervorbringen.

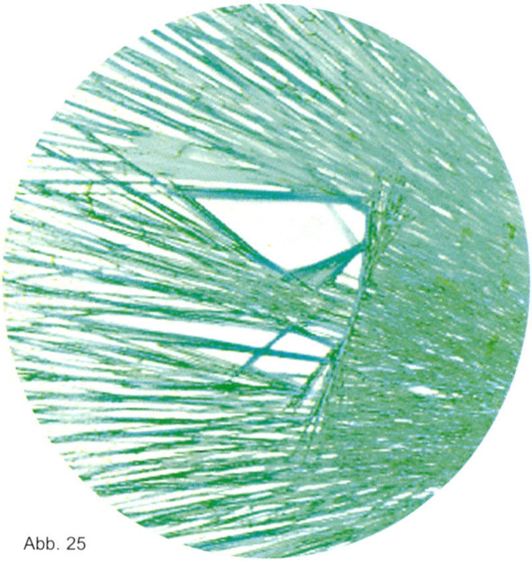

Abb. 25

Diese Abläufe können dann noch durch Wasser- oder Erdstrahlen verstärkt werden, vor allem, wenn diese auf den schlafenden Menschen Einfluß nehmen können. Mit Mistelinjektionen kann hierbei schon prophylaktisch, wie auch prä- oder postoperativ viel erreicht werden.

Erfahrungsgemäß brauchen diese Menschen höhere Dosierungen an Mistelinjektionen und meistens auch mehrere Serien ohne längere Pausen, denn bei diesen Tumorträgern liegt im allgemeinen eine ausgesprochene Anergie (= fehlende Immunreaktion) vor, weshalb die Tumorbildung vom Immunsystem gar nicht als fremd erkannt wurde. Die postoperative Mistelnachbehandlung sollte am besten über viele Jahre hindurch fortgeführt werden, um die Krebswucherungs- und Metastasenbildungstendenzen mit der Zeit ganz abzubauen. Günstig wirken hier auch gezielte künstlerische Therapien. Durch laufende Blutkristallbilduntersuchungen z.B. in 1/4jährigen Turnus sollte die Effizienz der Misteltherapie und etwaiger sonstiger Zusatztherapien kontrolliert werden.

Nach den Erkenntnissen der Krebsforschung geht die Entstehung einer Krebsgeschwulst über Jahre oder gar Jahrzehnte, weshalb auch die Mistelfrühbehandlung üblicherweise meist über Monate und Jahre durchgeführt werden sollte mit entsprechend eingelegten Behandlungspausen.

Die bereits genannte Blutkristallisation und das Blutsteigbild sind zwei Methoden, mit denen Wucherungspotentiale frühzeitig, oft schon Monate oder Jahre vor der klinischen Manifestation des Tumors, aufgespürt werden können.

Die Blutkristallisation als Hinweisdiagnose zur Früherkennung von Krebstendenzen

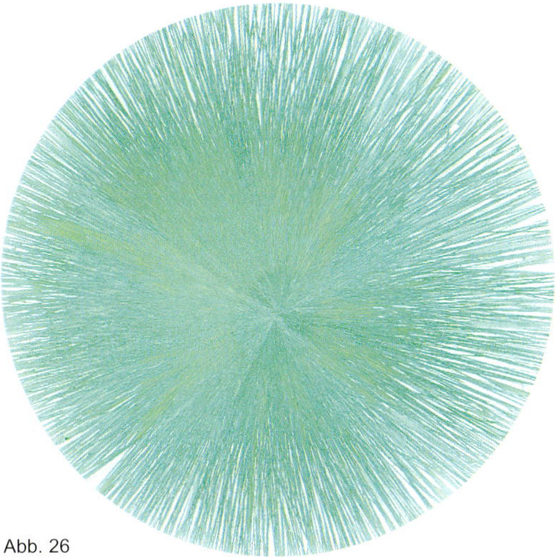

Abb. 26

Über die Kupferchloridblutkristallisation speziell ist alles Wesentliche nachzulesen in dem vom Verfasser herausgegebenen Buch „Krebs- und Krankheitsfrüherkennung durch Blutkristallisation" (siehe Literaturverzeichnis).

Das Prinzip des Kupferchlorid-Blutkristallisationstests besteht darin, ein bestimmtes Quantum Blut (oder Blutlösung) mit einer konzentrierten Kupferchloridlösung versetzt in besonderen Verdunstungsschalen in einer Kammer bei gleichbleibender Temperatur und gleichbleibender Luftfeuchtigkeit langsam auskristallisieren zu lassen.

Bei gleichmäßiger Verdunstung und erschütterungsfreier, exakt waagrechter Lagerung der Glasschalen ist der Kristallisationsvorgang nach ca. 24 Stunden beendet. Auf diese Weise bildet sich beim Gesunden ein, die Glasplatte gleichmäßig bedeckendes, von einem Zentrum nach außen durchstrahlendes Kristallgefüge (Abb. 26).

Mit der Kupferchloridblutkristallisation ist es möglich, Hinweise auf Krebsbildungstendenzen schon in der Frühphase zu erhalten, außerdem kann damit der Verlauf und der angestrebte Behandlungserfolg sichtbar objektiviert werden.

Die bereits beschriebene große Polarität von Entzündung und Tumor umspannt auch die große Palette menschlicher Erkrankungen, was sich erwartungsgemäß im Blutkristallbild wiederfindet (Abb 27).

Die beiden Grundstörzeichen im Kristallbild

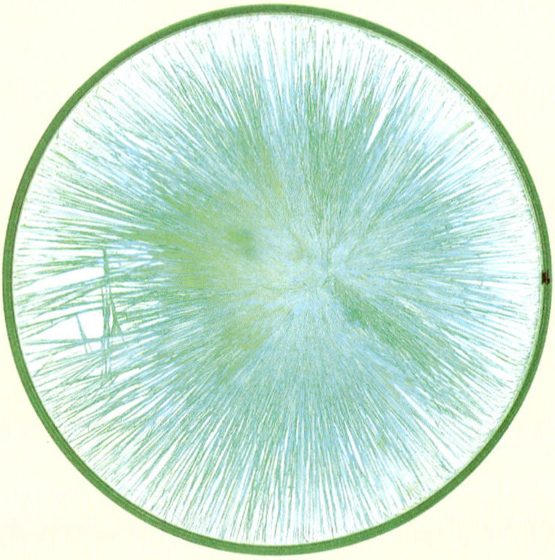
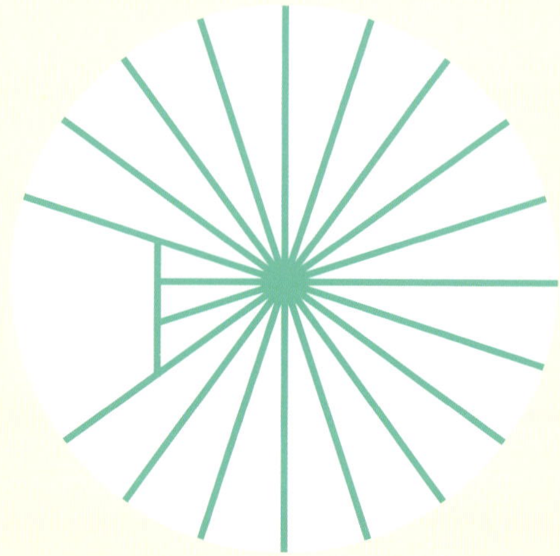

1. Querlagerung = Wucherungstendenz

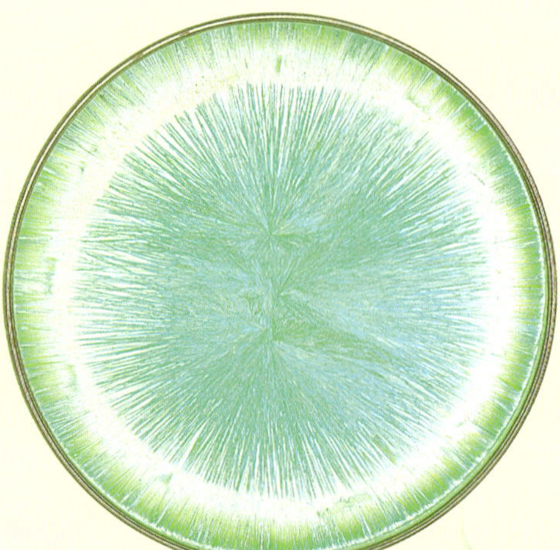
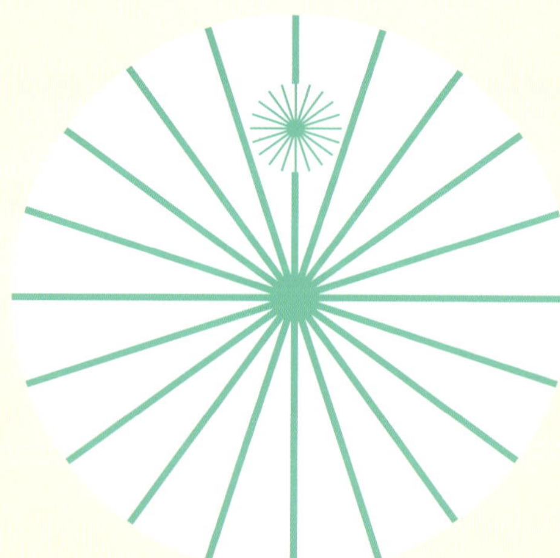

2. Sternform = Entzündungstendenz

Abb. 27

Eindrückungen oder Querlagerungen weisen auf Tumor, Sternchenformen oder Mehrfachzentren auf Entzündungen hin.
Mit diesen bildschaffenden Methoden kann eine klinische Diagnostik zwar nicht ersetzt werden, aber sie geben oft wichtige hinweisdiagnostische Aussagen zur Früherkennung von Praecancerosen oder Tumortendenzen, wie auch nachfolgender Fall demonstrieren soll:

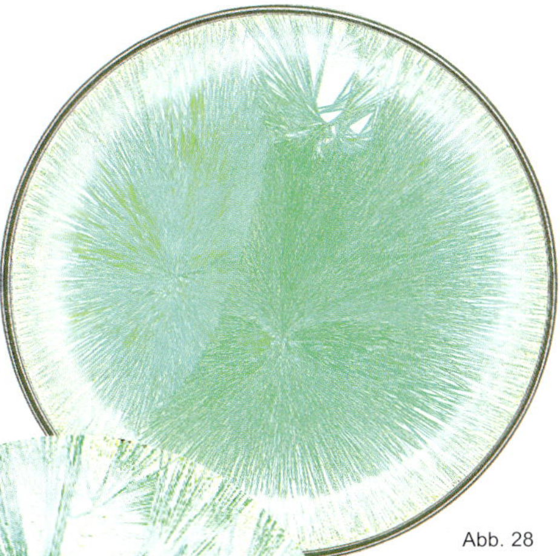
Abb. 28

Abb. 28 zeigt das Blutkristallbild eines 43jährigen starken Rauchers. In der Vergrößerung (Abb. 29) sind die Praecancerosezeichen (Querlagerungen) und die U-förmigen Lungenzeichen gut zu erkennen. Erst nach mehreren Mistelinjektionsserien über ein ganzes Jahr verteilt – konnte eine störungsfreie Durchstrahlung im Blutkristallbild erzielt werden, so daß keine Praecancerosehinweiszeichen mehr zur Darstellung gekommen sind (Abb.30). Die durchgeführte Mistelbehandlung hat bei diesem Patienten nicht nur zum Rückgang der Praecancerosezeichen im Blutkristallbild geführt, sondern darüberhinaus sein Allgemeinbefinden wesentlich verbessert. Auch der lästige Reizhusten konnte durch die Behandlung zum Abklingen gebracht werden.

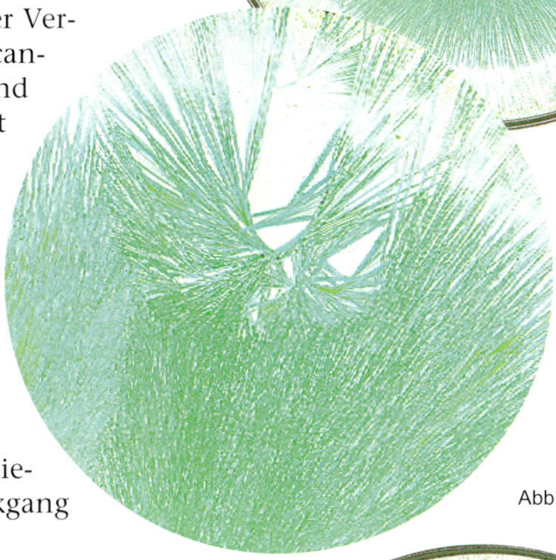
Abb.29

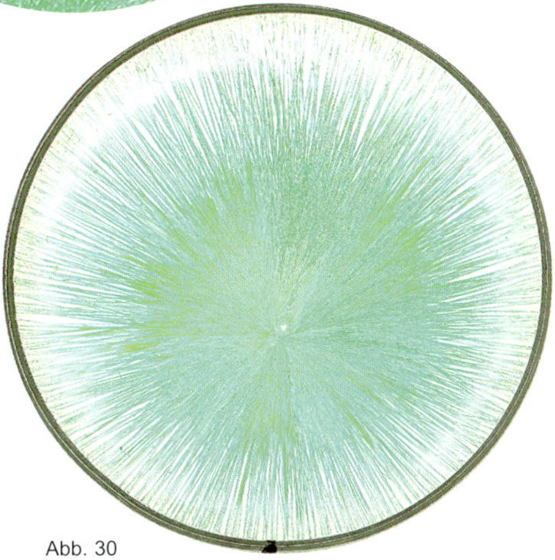
Abb. 30

Für eine erfolgreiche Behandlung in der Praxis ist es wichtig, bei vorliegender, definierter Praecancerose oder bei im Blutkristallbild festgestellter, behandlungsbedürftiger Krebsdisposition die Mistelinjektionen in Abständen (1-2mal wöchentlich) so lange fortzuführen (mehrere Serien, nach jeder Serie 1 oder 2 Wochen Pause) bis im Blutkristallbild keine nennenswerten Wucherungshinweise mehr zu konstatieren sind.

Wann und bei wem sollte eine Blutkristallisationsuntersuchung durchgeführt werden?

Bei allen Patienten mit definierten Praecancerosen

Bei allen Patienten mit unklaren Krankheitszuständen

Bei allen Risikopatienten wie sie im vorstehenden genannt wurden, z.B. starke Raucher, Chemiearbeiter usw.

Bei allen chronisch rezidivierenden Krankheiten (Bronchitis, Gastritis, Dermatitis u.a.)

Bei Häufung von Krebserkrankungen in der Familie

Nach seelischen Schocks (Todesfälle, Partnerverlust, negative Lebensumstände)

Bei bekannten Tumoren (praeoperativ, postoperativ oder bei Metastasenverdacht)

Während der biologischen, chemischen oder radiologischen Krebsbehandlung

Bei gesunden Menschen einmal im Jahr als Routineuntersuchung

Nach einer Mistelinjektionskur zur Verlaufskontrolle.

Für die Durchführung eines Blutkristallisationstestes benötigt man 0,1 ml Blut (entsprechend 3-4 großen Tropfen), möglichst Kapillarblut. Das Ergebnis wird dem Einsender in einem medizinbezogenen Bericht mit Polaroidfoto mitgeteilt. In jedem Falle ist ein Hinweis enthalten über den Grad einer möglichen Krebsdisposition oder einer im Blutkristallbild zur Darstel-lung gekommenen, etwaigen behandlungsbedürftigen Praecancerosetendenz.

Wie der Verfasser schon vor vielen Jahren durch eine retrospektive Studie bei mehreren Hundert Personen (1973 - 1983) mit im Blutkristallbild festgestellter, behandlungsbedürftiger Praecancerosetendenz, belegen konnte, sind solche Bemühungen – durch rechtzeitige Mistelinjektion eine Krebsentstehung zu verhindern – tatsächlich von Erfolg gekrönt, denn durch konsequente Mistelinjektionsbehandlungen konnte, wie diese Studie gezeigt hat, der durchschnittliche Krebsbefall bei diesen Menschen nachweisbar gesenkt werden.

Jedoch gehört bei Betroffenen und Therapeuten oft viel Geduld und Durchhaltevermögen dazu, um einen solchen Erfolg zu erzielen.

Dabei muß man sich ins Bewußtsein rufen, daß die Krebsentstehung nach den heutigen wissenschaftlichen Erkenntnissen, sich über viele Jahre, ja sogar Jahrzehnte hinziehen kann, bis letztlich die körperlich faßbare Krebsgeschwulst erscheint.

Dementsprechend braucht man auch oft zahlreiche Mistelinjektionen, manchmal über viele Jahre, um einen – im Blutkristallbild objektivierbaren – Rückgang der Krebsdisposition erreichen zu können.

Man sollte deshalb nie die Geduld verlieren und sicherheitshalber lieber einmal eine Blutkristallisationsuntersuchung mehr durchführen lassen und evtl. eine Mistelinjektionsserie zusätzlich verabreichen. Denn ein Patient, dessen Vertrauen man über viele Jahre hat, wird es nicht so leicht verzeihen, wenn eine Krebsentstehung bei ihm nicht frühzeitig erkannt werden konnte, und deshalb auch nicht der Versuch unternommen wurde, dieser Entstehung rechtzeitig entgegenzuwirken.

Obwohl mit dem Blutkristallbild auch viele andere wichtige Krankheitsfrühhinweise herausgefunden werden können, liegt der Schwerpunkt seiner Aussagen für die praktische Medizin im Auffinden von Praecancerosetendenzen, was zu rechtzeitigen Maßnahmen Anlaß geben kann, um dem medizinischen Ziel, drohende Krebsentstehungen zu verhindern, näher zu kommen.

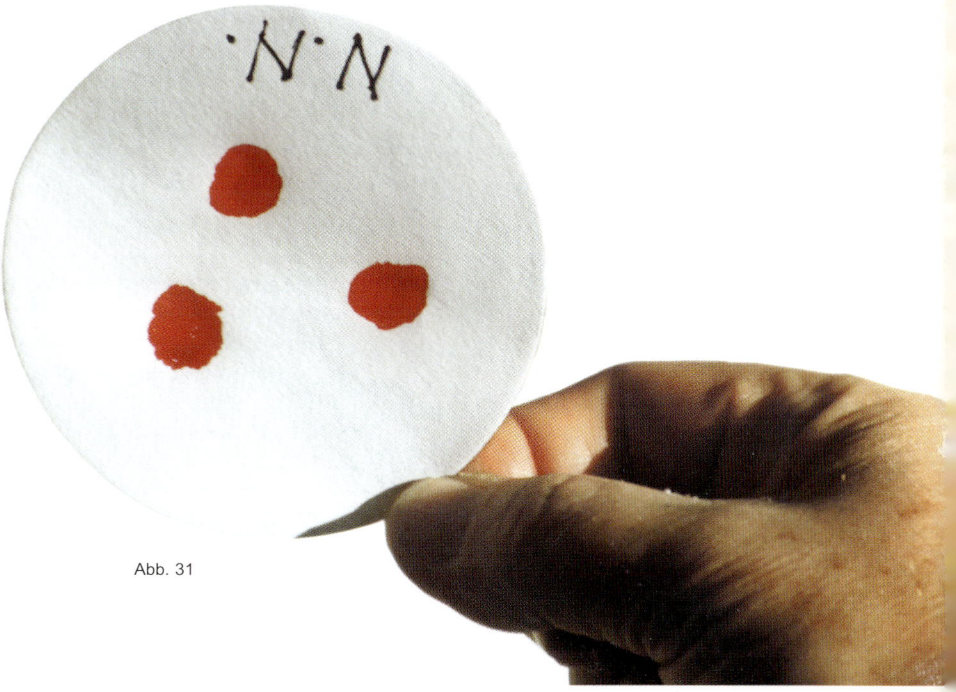

Abb. 31

Praktische Erfahrungen mit der Misteltherapie

Stellvertretend für die vielen Hunderte Behandlungsfälle aus über 30 Jahren Misteltherapie seien im folgenden drei aufschlußreiche Krankheitsverläufe von Tumorkranken geschildert, die alle noch am Leben sind, obwohl deren Erstbehandlung schon Jahrzehnte zurückliegt.

Abb. 32

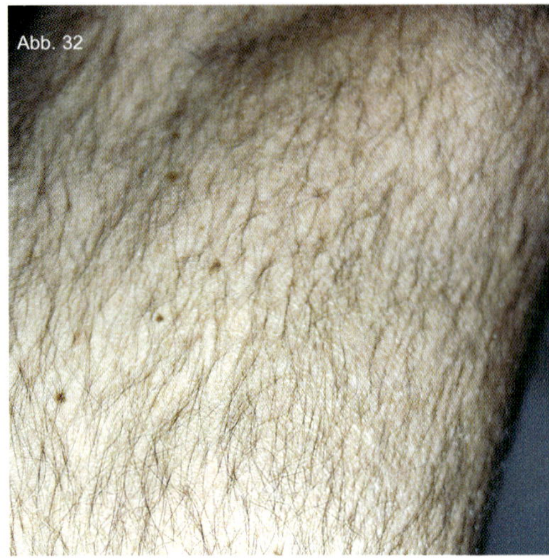

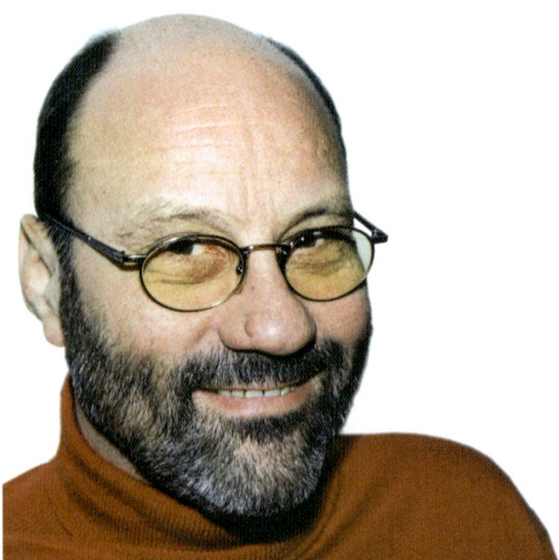

1. Fall:

Der heute 57jährige Patient G. I. kam vor etwas mehr als 20 Jahren zu mir in Behandlung wegen einer pflaumengroßen Geschwulst am rechten Oberschenkel (Abb.32). Da ein Facharzt ihn deswegen bereits untersucht hatte und mit der Bemerkung entließ: „Falls diese Geschwulst bösartig ist, muß man bei einer anstehenden Operation das ganze Bein abnehmen", war er ganz aufgeregt und wollte das Ding so schnell wie möglich – durch Injektionen von mir – loswerden.

Auf seine Einwilligung hin setzte ich die stärkste Mistelampulle, die ich vorrätig hatte (5%ig) 1ml - subcutan, in Geschwulstnähe.
Innerhalb weniger Stunden entwickelte sich ein ausgeprägtes Erysipel am gesamten Oberschenkel, das über den Unterbauch bis in die Nabelgegend reichte; außerdem stellte sich Fieber über 40 Grad ein. Nach 2 Tagen Bettruhe und ohne weitere Behandlung

waren die Erscheinungen in 3-4 Tagen völlig abgeklungen. Zum Erstaunen des Patienten und seiner Angehörigen war auch die beschriebene Geschwulst am Oberschenkel gänzlich verschwunden. Bis zum heutigen Tag sind bei G. I. keine weiteren Wucherungen mehr aufgetreten.

Dieser Fall zeigt, daß durch Mistelinjektionen in der Tumorfrühphase – vor allem wenn dadurch noch Fieber und Entzündungsreaktionen provoziert werden – intensive Antitumorwirkungen erzielt werden können, wie sie auch von anderen Forschern beschrieben wurden.
(E.D. Hager 1996).

2. Fall:

Im Mai 1976 kam Frau M. Sch. als damals 35jährige zu mir in Behandlung. Sie wollte sich eigentlich nur ein Durchfallmittel verschreiben lassen. Da sie erst vor wenigen Monaten ihr 6. Kind entbunden hatte, wollte sie wegen Überlastung im Haushalt – wie sie sagte – keine Zeit für länger dauernde Untersuchungen aufwenden.

Bei der Exploration ihrer Lebensumstände, Krankheitszeichen und Beschwerden fielen mir einige canceroseverdächtige Hinweise auf, so daß ich die körperliche Untersuchung besonders gewissenhaft vornahm und dabei tatsächlich im rechten Mittelbauch eine walnußgroße, derbe Resistenz feststellen konnte, so daß der dringende Verdacht auf ein Coloncarcinom gestellt werden mußte. Die Patientin erhielt deshalb von mir sofort eine subcutane Mistelinjek-tion in die Bauchhaut und wurde umgehend an eine chirurgische Klinik überwiesen.

Nach wenigen Tagen erfolgte die Operation eines Ascendenstumors, der auch schon in einige Lymphdrüsen metastasiert hatte (Abb. 33).
Frau M. Sch. führte anschließend über 10 Jahre eine intensive Mistelinjektionsnachbehandlung durch und erfreut sich heute – nach über 22 Jahren – bester Gesundheit.
Dieser erfolgreiche Behandlungsfall demonstriert, daß

1. immer mit Krebs gerechnet werden muß

2. Cancerosehinweise zu beachten sind (äußere und innere Krebsnoxen)

3. Mistelinjektionen sofort eingesetzt werden sollten, auch praeoperativ – um den Behandlungserfolg sicherzustellen.

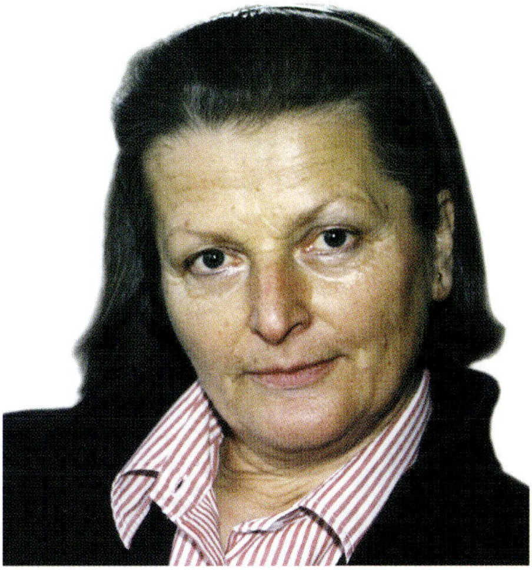

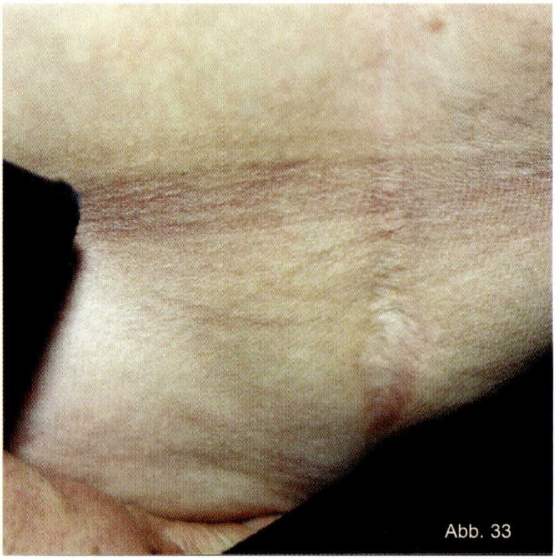

Abb. 33

Für das Schicksal eines Krebskranken ist nicht unbedingt das Ausmaß des Ersttumors entscheidend, sondern das Auftreten von Tochtergeschwülsten (Metastasen).

Die Fernabsiedelung von Tumorzellen einer Krebsgeschwulst kann auf dem Lymph- oder Blutweg erfolgen. So weit sollte man es jedoch gar nicht kommen lassen. Mit einer über mehrere Jahre durchgeführten Mistelnachbehandlung kann in vielen Fällen eine Metastasenbildung verhindert werden.

3. Fall:

Am 13. Februar des Jahres 1981 wurde ich zu einem Patienten (R. L.) gerufen, der ganz in der Nähe meiner damaligen Arztpraxis wohnte und einen Tag zuvor aus der Klinik entlassen worden war.

Wie mir die Ehefrau damals erzählte, hatte man ihm in der Klinik keinerlei Aussicht auf Besserung und höchstens noch eine Überlebenszeit von einigen Wochen gegeben. Der Befund: ein 1976 operiertes Sigmacarcinom mit Lebermetastasen.

Die Oberbauchsonographie zeigte mehrere große Lebermetastasen.

Der Patient lag abgemagert und entkräftet im Bett, seit einigen Tagen konnte er weder gehen noch stehen und war deshalb bettlägerig.

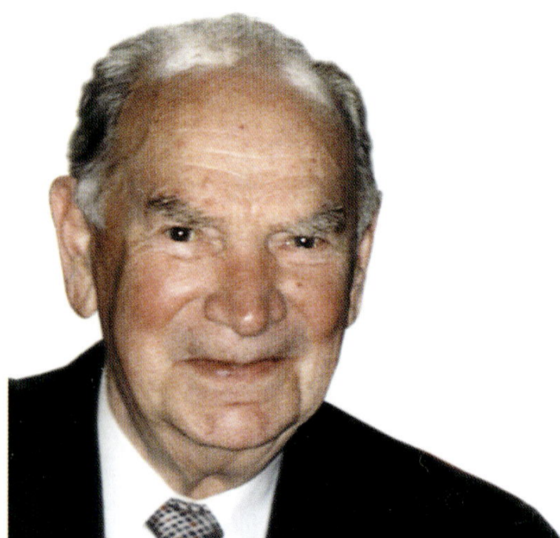

In den Augen vieler Menschen ist die 13 eine Unglückszahl. Für Herrn R. L. aber sollte der 13.02.81 – zudem noch ein Freitag – zu einem besonderen Glückstag werden. Denn 4 Wochen später – nach fast täglichen Mistelinjektionen s.c. in den rechten Oberbauch – und oralen Gaben von Enzymen, Thymus- und Vitaminpräparaten konnte er wieder aufstehen und einige Schritte gehen.

Zwischenzeitlich hatte sich über der derb und höckerig vergrößerten Leber ein Abszeß gebildet und nach Spontanentleerung von ca. 800ml Abszeßinhalt – vermischt mit grießigen Tumormassen – trat die Wende in diesem dramatischen Krankheitsgeschehen ein. Herr R. L. führte noch viele Jahre regelmäßig Mistelinjektionsbehandlungen durch, wobei durch Blutkristallisationsuntersuchungen Dosierung und Verlauf 2mal jährlich kontrolliert wurden (Abb.34).

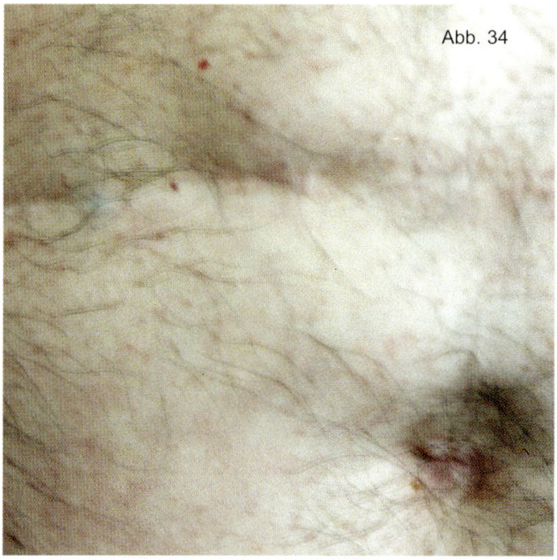
Abb. 34

Der nun im 80. Lebensjahr stehende Patient ist heute in Bezug auf seine Tumorerkrankung völlig beschwerdefrei. Er hat noch 2 kleine Lebermetastasen, die sich jedoch – durch Sonographiekontrollen bestätigt – in den ganzen Jahren nicht verändert haben.
Dieser Fall ist ein Paradebeispiel dafür, daß man auch bei angeblich hoffnungslosen Fällen nie resignieren sollte. Denn der Behandlungserfolg läßt gerade bei der Krebskrankheit nicht selten lange auf sich warten, so daß Geduld und Ausdauer von allen Beteiligten aufgebracht werden müssen.

Die Misteltherapie ist heute schon weit verbreitet:

Krebserkrankung dank Misteltherapie überlebt, obwohl die Ärzte ihn aufgegeben hatten

Glück, was ist das?

Armin Schütz ordnete sein Leben neu und überlebte seine Krebserkrankung, obwohl die Ärzte ihn aufgegeben hatten

dem Schütz sich befand, ging weiter bergauf. Oben konnte er deutlich Stimmen hören.

Er begann die Therapie – und die Metastasen wuchsen weiter. Er setzte auf künstliche Fieberschübe, die die Immunabwehr anfeuern sollten. Musik- und Maltherapie schob er weit von sich („brauch' ich nicht"), bis er dann doch mal am Xylophon stand und merkte, daß er seinen Gefühlen auch in Form von Tönen freien Lauf lassen konnte. Das diffuse Gefühl vom neuen und anderen Umgang mit der Krankheit konkretisierte sich.

„Das war ein Weg, auf den man sich einlassen muß. Irgendwann ist die Zeit reif, bestimmte Schritte zu tun", erklärt Schütz heute gelassen und wohl überlegt. Denn ebenso unerwartet saß der Techniker plötzlich in der Gesprächstherapie, entdeckte eine seltsame Affinität zu Kiefernholz und dessen Geruch. Erst viel später wird

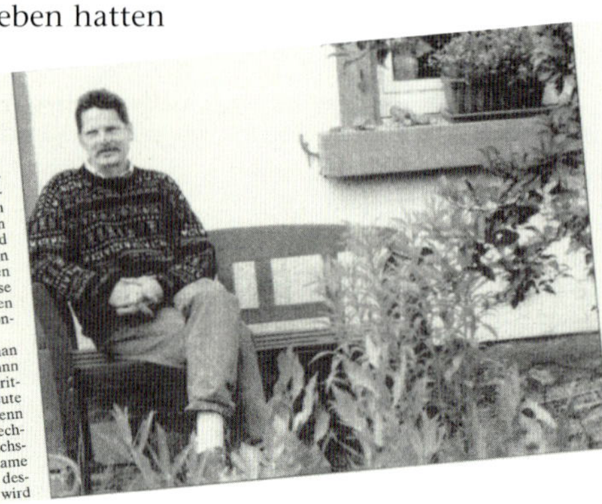

Armin Schütz: „Jede Heilung hat ihre eigene Geschichte". Schütz ist, obwohl die Ärzte ihn aufgaben, von seiner Krebserkrankung genesen.
BILD: VAT

Die Misteltherapie findet Eingang in die schulmedizinisch geprägte Onkologie

Die Mistel hat ihre anthroposophische Wiege verlassen und findet immer mehr Anerkennung in der Schulmedizin. Neue Erkenntnisse der modernen Immunologie belegen, daß Mistelextrakte – als potente Immunmodulatoren – im Rahmen einer adjuvanten Krebstherapie sinnvoll eingesetzt werden können.

„Es gibt keine Arzneipflanze, die so

Die Dosis ist entscheidend

Mausmodell ergaben, daß bei einer Dosis von 2,5 ng/kg Körpergewicht einige Immunparameter bereits wieder supprimiert wurden. BEUTH schließt daraus: „Mistellektine sollten in einem eng begrenzten Konzentrationsbereich eingesetzt werden". Voraussetzung dafür ist die Standardisierung des verwendeten Präparates auf therapierelevante Inhaltsstoffe.

Deutliche Verbesserungen der Immunparameter

Die Misteltherapie findet Eingang in die schulmedizinisch geprägte Onkologie.

Krebs verhindern

Krebs verhindern ist das Gebot der Stunde. Wie bereits ausführlich beschrieben, kann der Blutkristallisationstest eine große Hilfe sein, um gefährdete Krebsanwärter frühzeitig zu erfassen und einer rechtzeitigen Mistelbehandlung zuzuführen. Leider wird von dieser Möglichkeit der Früherfassung noch viel zu wenig Gebrauch gemacht.

Erst vor wenigen Wochen hat mir eine Frau geschrieben, daß sie vor einigen Jahren über ihren Hausarzt eine Blutkristallisation bei mir habe machen lassen.

Ich hätte damals eine Praecanceroseten-denz im Brustbereich festgestellt und eine Mistelinjektionsbehandlung empfohlen, die sie aber leider nicht durchgeführt habe. Sie war damals 30 Jahre alt und hatte keinerlei Beschwerden. Nun sei nach 5 oder 6 Jahren tatsächlich bei ihr Brustkrebs aufgetreten.

Leider ist es heutzutage nicht mehr möglich, sich allen Krebsnoxen zu entziehen, weshalb es derzeit auch bei weitem nicht möglich ist, jede Krebsentstehung zu verhindern. Jedoch kann jeder Einzelne durch entsprechende Lebensweise und vorbeugendes Verhalten das Krebsrisiko senken. Die im folgenden angeführten allgemeinen Maßnahmen sollen dafür eine Hilfe sein.

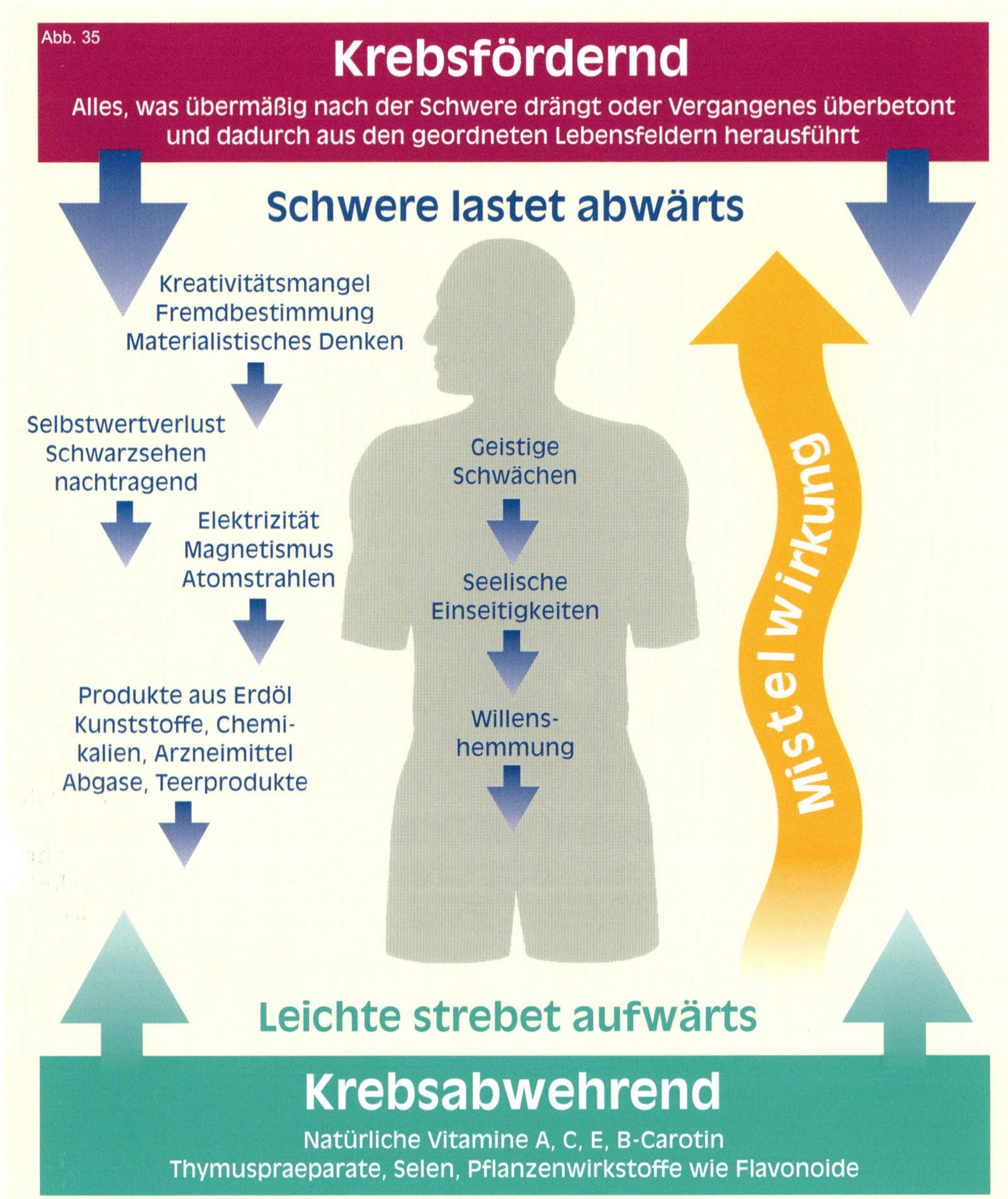

Abb. 35
Krebsfördernd
Alles, was übermäßig nach der Schwere drängt oder Vergangenes überbetont
und dadurch aus den geordneten Lebensfeldern herausführt
Schwere lastet abwärts
Kreativitätsmangel
Fremdbestimmung
Materialistisches Denken
Selbstwertverlust
Schwarzsehen
nachtragend
Elektrizität
Magnetismus
Atomstrahlen
Produkte aus Erdöl
Kunststoffe, Chemikalien, Arzneimittel
Abgase, Teerprodukte
Geistige
Schwächen
Seelische
Einseitigkeiten
Willenshemmung
Mistelwirkung
Leichte strebet aufwärts
Krebsabwehrend
Natürliche Vitamine A, C, E, B-Carotin
Thymuspraeparate, Selen, Pflanzenwirkstoffe wie Flavonoide

Allgemeine Maßnahmen zur Krebsabwehr

Wie nebenstehendes Schema (Abb. 35) verdeutlichen soll, sind die in den Anfangskapiteln beschriebenen krebsfördernden Einflüsse sehr vielgestaltig und wirken sowohl auf der geistigen, wie auch auf der seelischen und leiblichen Ebene auf den Menschen ein.

Deshalb wird es für die Bewohner der Industrieländer auch immer problematischer, die für die Gesundheit erforderliche innere Balance im polaren Kräfteweben des Organismus dauerhaft stabil zu halten, so daß heutzutage immer mehr Menschen der Krebskrankheit erliegen. Die im folgenden angeführten Empfehlungen sind deshalb auch auf alle 3 Ebenen bezogen und können, wenn sie konsequent eingehalten werden, im Laufe der Zeit die innere Balance stabilisieren helfen.

Außerdem wird dadurch die Medikamentenwirkung, speziell die Mistelinjektionstherapie, nachhaltig unterstützt:

Geistige Ebene

- Geistig aktiv bleiben.

- Interessen erweitern
(Angelus Silesius:" Mein Freund so du etwas bist, so bleib' doch ja nicht steh'n, man muß von einem Lichte stets in das andere gehen.").

- Selbstverwirklichung anstreben, Fremdbestimmung abbauen.

- Vorhaben und Ziele setzen, die einen begeistern können.

- Schicksalsschläge oder Unglücke, so weit es möglich ist, mit Fassung tragen, denn nicht selten sind auch künftige, positive Aspekte mitenthalten. (Eugen Roth:" Ein Mensch blickt in der Zeit zurück, und siehe da sein Unglück ward sein Glück.")

- Abendliche Rückschauübungen zum abgelaufenen Tag sollten Gewohnheit werden.

- Die Besinnung auf die 12 Monatstugenden (Januar - Dezember) kann die Ich-Kraft stärken und harmonisieren:
Mut - Verschwiegenheit - Großmut - Ehrfurcht - Gleichgewicht - Ausdauer - Selbstlosigkeit - Mitleid - Höflichkeit - Zufriedenheit - Geduld - Selbstbeherrschung.

Seelische Ebene

- Nachtragendes Verhalten ablegen.

- Für Ausgleich im Gefühlsleben sorgen.

- Haß, Neid, Eifersucht, Geiz, Rachsucht oder Habgier unbedingt vermeiden.

- Mitleid und Mitgefühl führen zu seelischer Spannkraft und Gesundung, wenn sie das individuell erträgliche Maß nicht übersteigen.

- Künstlerische Betätigungen wie Malen, Musizieren, Eurythmie, Handarbeiten u.a. ausführen.

- Bei Yoga oder Meditationen den Schwerpunkt der Übung auf die Ausatmungs- oder Atemstillstandsphase legen.

- Schönen, heiteren und lustigen Dingen nachspüren. Lachen ist gesund.

Körperliche Ebene

- Der Körper sollte immer gut durchwärmt sein, evtl. mit Sauna oder Bäderanwendungen unterstützen.

- Für ausreichende Bewegung sorgen.

- Auf eine gesunde Ernährung achten.

- Rauchen, Alkohol und sonstige Genußgifte einschränken.

- Grundnahrungsmittel möglichst in DEMETER-Qualität verwenden.

- Mehrmals wöchentlich Karotten, Rote Beete und Rettiche auf den Speiseplan setzen.

- Stark gebratene, dunkel gegrillte oder intensiv geräucherte Speisen ebenso wie Getränke oder Nahrungsmittel mit künstlichen Süßstoffen, Aroma- oder Farbstoffen meiden.

- Möglichst täglich Milchprodukte wie Quark und Joghurt verzehren.

- Viel frisches Obst, Gemüse und Vollkornwaren in Bioqualität essen.

- Kleidungsstücke aus Naturfasern bevorzugen.

- Gesundheits- und Sicherheitsvorschriften am Arbeitsplatz beachten.

- Elektronische Geräte aus dem Schlafzimmer entfernen und den Stromkreis durch einen Außenschalter während des Schlafes abschalten. Es gibt auch Spezialtapeten zum Abschirmen von Elektrosmog.

- Strahleneinwirkungen, z.B. Röntgenuntersuchungen nur durchführen lassen, wenn es unbedingt notwendig ist. Vieles kann heute durch andere Methoden wie Sonographie ersetzt werden.

- Nicht gleich bei jeder Bagatellerkrankung chemische Arzneimittel, Fieber- oder Schmerzmittel einnehmen.

- Schadstoffbelastete Industriegebiete und Hauptverkehrsstraßen meiden.

- Den Einsatz von Chemikalien im Haushalt und in der Landwirtschaft auf ein Minimum reduzieren. Felder und Weinberge biologisch oder noch besser biologisch-dynamisch bewirtschaften.

Welche Ernährungsgewohnheiten werden als krebsvorbeugend angesehen?

Anticancerogene Wirkungen (Ernährungsrundbrief 106 von 1998, Bad Liebenzell) werden u.a. folgenden sekundären Pflanzenstoffen (SPS) zugeschrieben:

- Phytosterine, Phytoöstrogene und Saponine in Hülsenfrüchten und Getreiden,
- Verschiedene Carotinoide wie ß-Carotin und Lycopin in roten, gelben Gemüsen wie Tomaten, Möhren, auch in Brokkoli und Grünkohl oder in den orangenen Aprikosen,
- Glucosinolate in Kohl- und Zwiebelgemüsen,
- Phenolsäuren und Flavonoide in Kohlgemüsen, Möhren, Tomaten, Ölsaaten, Zwiebelgewächsen, Aprikosen, Äpfeln, Zitrusfrüchten,
- Protease-Inhibitoren in Getreiden und Hülsenfrüchten,
- Terpene in Zwiebeln, Knoblauch, Zitrusöl, Möhren, Grünkohl,
- Sulfide in Kohl- und Zwiebelgemüsen.

Die schützenden Effekte beruhen auf verschiedenen Mechanismen, z.B. in der Inaktivierung und schnellen Ausscheidung von sog. Cancerogenen (krebsauslösende Stoffe) im Darm. In den Zellen wie der Dickdarmschleimhaut werden die unkontrollierte Zellvermehrung gehemmt, Entgiftungsenzyme aktiviert, Cancerogene gehemmt und freie Radikale abgefangen, die die Erbsubstanz (DNA) schädigen können. Nicht nur dies, das gesamte Immunsystem wird dadurch positiv beeinflußt.

Da einige SPS vor den Cancerogenen im Magen- Darmtrakt sind, andere gleichzeitig eingenommen werden müssen oder erst in erhöhten Konzentrationen wirksam werden, ist es notwendig, über den ganzen Tag verteilt Gemüse und Obst zu verzehren.

Wegen ihren besonderen Inhaltsstoffen wie Vitamine und Eisen haben Karotten und Blutorangen starke krebsabwehrende Eigenschaften.

Wie eine britische Großstudie (Ärztezeitung 28. Juni 1994) gezeigt hat, leben Vegetarier in puncto Krebs gesünder und haben ein um 40% verringertes Risiko, an Krebs zu sterben.

Durch ihren Vitamingehalt und durch bestimmte Pflanzeninhaltsstoffe wie Flavonoide sind vor allem Karotten, Rote Beete, Brokkoli und Zitrusfrüchte krebsabwehrend, besonders wenn diese in Bio-Qualität – ohne chemische Zusatzstoffe – verzehrt werden.

Da auch die Hopfenpflanze viele Flavonoide enthält, ist es naheliegend, daß Bier in begrenzten Mengen (oder alkoholfrei) die Krebsanfälligkeit ebenfalls verringern kann, ähnliches gilt auch für Rotwein.

Ernährung

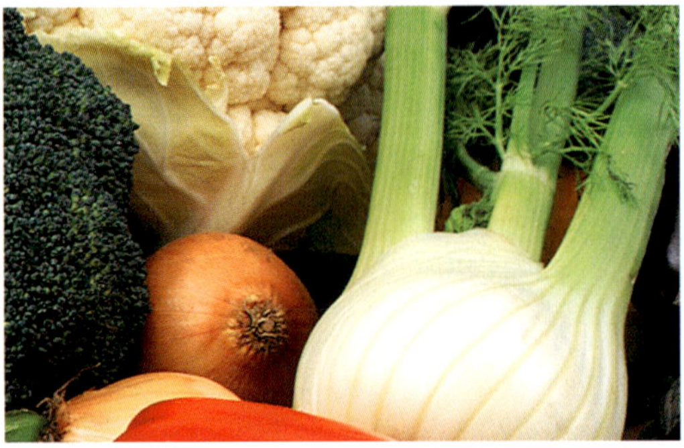

Baby News, Ausgabe 1/1998

Ballaststoffe entscheidend

Kann Roggen vor Krebs schützen?

Krebshemmende Wirkung von Bio-Milch

Obst, Gemüse, Rotwein, Tee...

Wie die Natur vor Krebs schützt

Medical Tribune Kongreßbericht

Etwa 5000 bis 10 000 Natu

Ärzte Zeitung,
28. Juni 1994

Positive Effekte

Lebenseinstellung

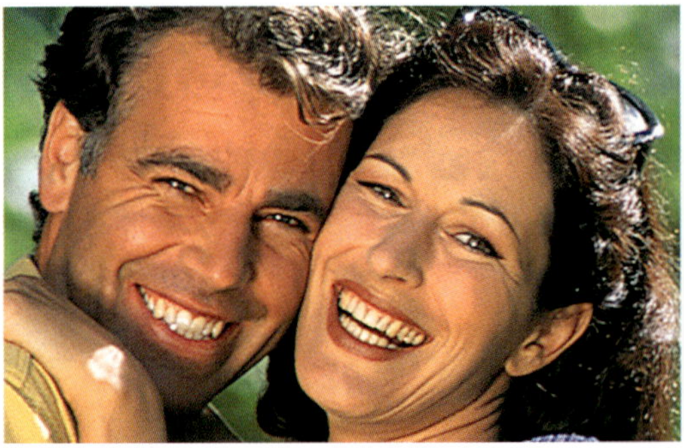

Wer nicht nachtragend ist, lebt gesünder

Das verzeihe ich dir nie! An diesem Entschluß halten nicht wenige Menschen über Wochen, Monate oder Jahre fest. Leider! Denn damit schaden sie sich. Wut und Rachegefühle kosten viel Kraft. Also wird die Widerstandsfähigkeit herabgesetzt. Es kommt zu Bluthochdruck, Depressionen und so fort. Geben Sie sich darum einen Ruck und verzeihen Sie. Wenn Sie nicht nachtragend sind, leben Sie gesünder.

Medical Tribune,
7. August 1998

Krebspositive Wirkung

Bild Zeitung,
2. April 1998

Zellschutz

Suttgarter Nachrichten,
3. Juli 1998

Schneller gesund

Lachen fördert Gesundheit und Karriere

Wissenschaftler sprechen von weniger Falten, schnellerem Genesen und Abbau von Übergewicht

Gesundheit - Krebs

Gesundheit – die ausgewogene Balance zwischen Vergangenheit und Zukunft – in den Verwandlungsprozessen der Gegenwart.

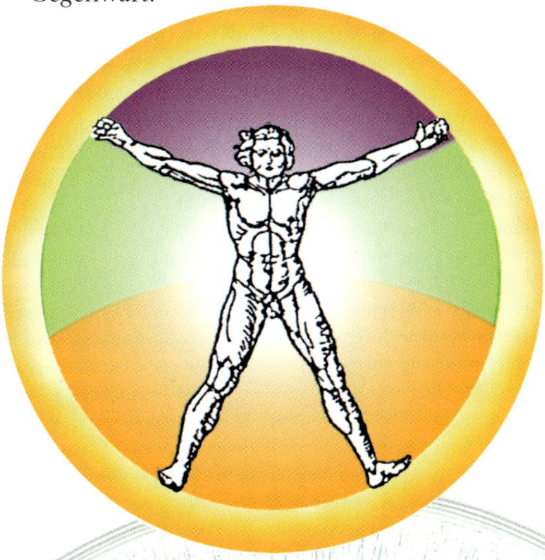

Krebs – eine chronifizierte Selbstregulationsstarre, weshalb Verzerrtes aus der Vergangenheit die Gegenwart korrumpiert und die Zukunft behindert.

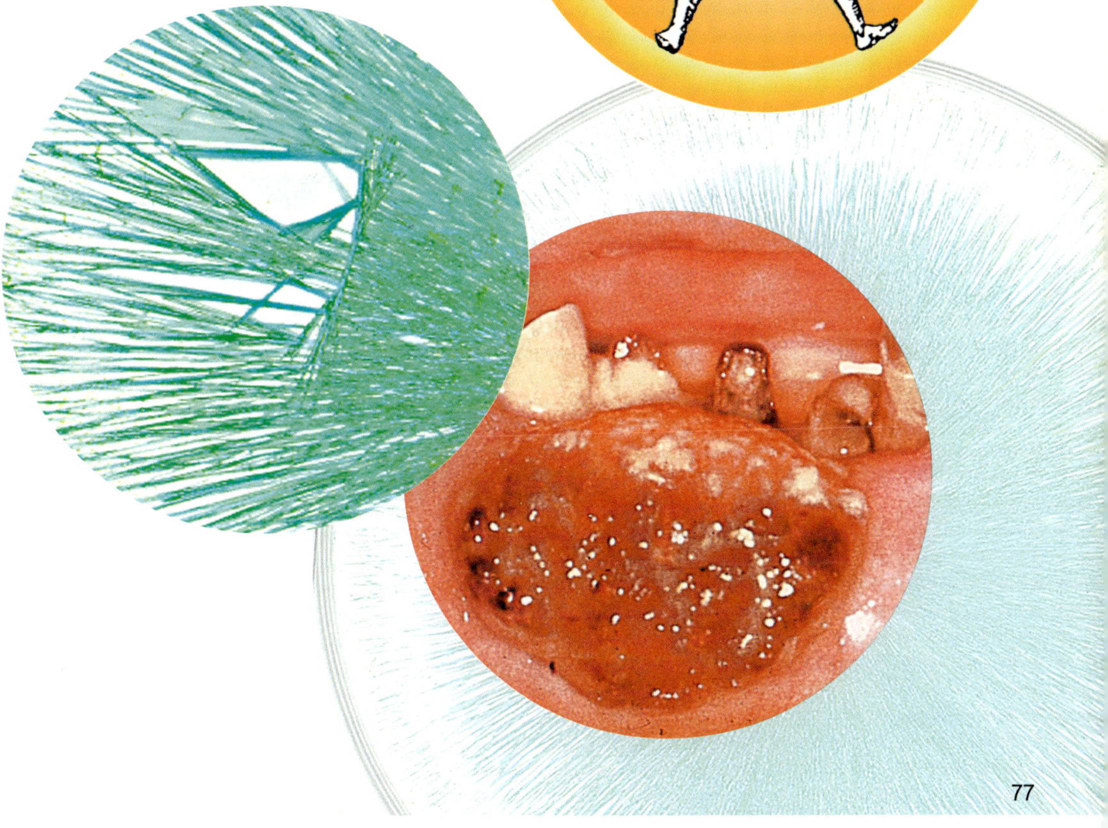

212 880 Deutsche starben 1996 an Krebs

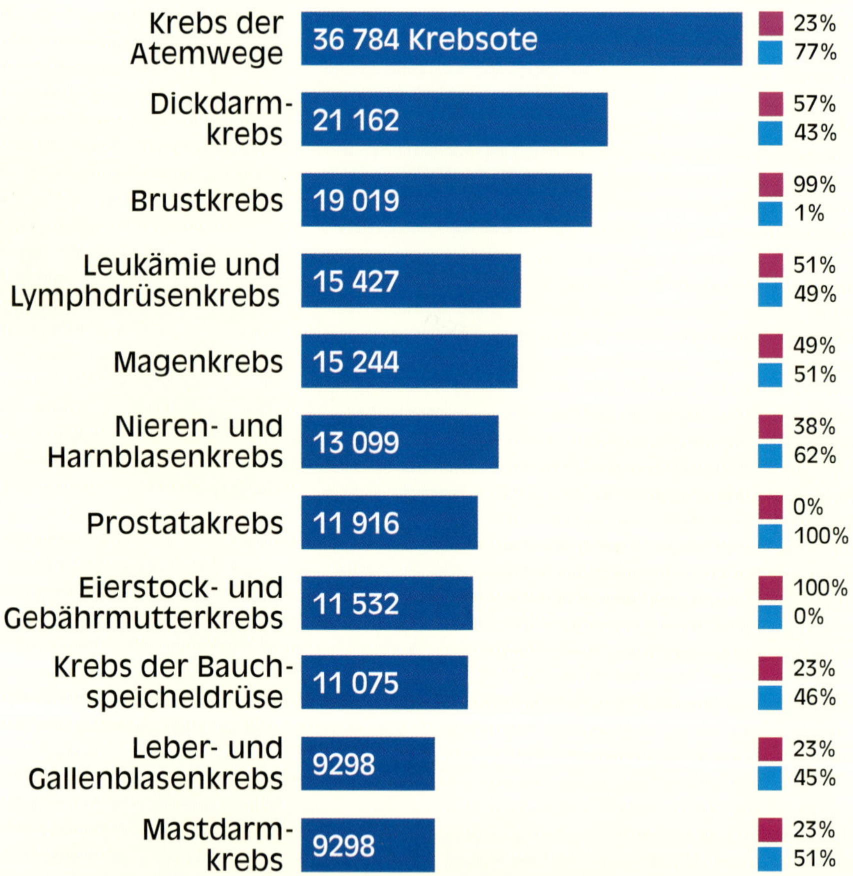

Frauen
Männer

Lungenkrebs ist bei den deutschen Männern die häufigste Krebserkrankung. Knapp 29 000 Männer erkranken daran, aber nur 8100 Frauen. 90 Prozent aller Lungenkrebserkrankungen werden auf das Rauchen zurückgeführt. Die Lungenkrebszahlen bei Männern gehen leicht zurück, bei Frauen steigen sie. (Quelle: Statistisches Bundesamt)

Ausblick

Krebserkrankungen greifen immer mehr um sich. In Deutschland werden jedes Jahr ca. 350 000 Menschen neu von Krebs befallen und ca. 230 000 sterben jährlich an dieser bösartigen Krankheit.

Die Krebsgeschwulst entsteht aus körpereigenen Zellen durch gestörte und chaotische Zellvermehrungen. Der Stoffwechsel der Krebsgeschwulst dient nur der eigenen Erhaltung und Vermehrung.

Dem Organismus werden keine positiven Funktionen zur Verfügung gestellt.

Im Gegenteil, der Körper wird durch die verdrängende und zerstörerische Wucherung lebensgefährdend geschädigt.

Darüberhinaus bilden Krebszellen lebensfeindliche Eiweißstoffe und hormonartige Substanzen, die die gesunden Körpervorgänge massiv beeinträchtigen.

Außerdem besitzen sie – ähnlich wie tierische Einzeller (z.B. Amöben) – die Fähigkeit zur Eigenbewegung und können dadurch direkt in Körperhöhlen, z.B. Bauchhöhle oder Rippfellhöhle, eindringen und sich dort ansiedeln und vermehren.

Der körperlich faßbaren Krebsgeschwulst gehen oft jahrelange Vorstadien voraus, die durch Kräfteverlagerungen und vom Gesunden abweichende Zellbildungen gekennzeichnet sind.

Wie in dieser Schrift dargelegt, wird die Krebsentstehung durch äußere und innere Faktoren hervorgerufen.

Da **alle** Lebewesen den äußeren Noxen zwangsläufig ausgesetzt sind, ist es folgerichtig, daß auch Wildtiere – seit Tschernobyl deutlich vermehrt – Krebs bekommen und die Nordseefische teilweise bis zu 50% Geschwulst- und Mißbildungen aufweisen. Die Wissenschaft hat herausgefunden, daß jeder Mensch schon von Geburt an ein Krebsabwehrsystem besitzt. Beim Krebskranken war es in seiner Funktion jedoch nicht ausreichend, da die äußeren und inneren Noxen irgendwann übermächtig geworden sind.

Oft sind es gerade schicksalhafte, plötzlich sich ändernde Lebensumstände, welche über die inneren Noxen zur Krebsauslösung führen. Indem die meistens schon längere Zeit im Gange befindliche 1. Tumorphase in die 2. Tumorphase, die eigentliche Wucherungsphase übergeht.

Für den Arzt oder Heilpraktiker kommt es darauf an – wie in dieser Schrift ausführlich beschrieben – diese kritischen Situationen bei den Patienten frühzeitig zu erfassen. Bildschaffende Diagnosemethoden wie die Blutkristallisation können dazu wertvolle Hinweise beisteuern.

Neben allgemeinen Krebsabwehrmaßnahmen, wie vorstehend aufgeführt, und unspezifischen Medikamenten, kommen für die Behandlung von Krebsanwärtern vor allem Mistelinjektionsbehandlungen in Betracht.

Das Einmalige an der Mistel ist, daß sie nicht nur eine hohe Wirksamkeit direkt auf die Krebszellen hat, sondern den ganzen Organismus zur Abwehr anregt. Deshalb kann sie auch schon in den Frühphasen des Krebsgeschehens eingesetzt werden.

Dies ist von unschätzbarem Wert, denn was mit diesem Buche vermittelt werden soll, ist gerade die aus der praktischen Erfahrung gewonnene Erkenntnis, daß durch entsprechende Gegenmaßnahmen die Krebsbildung – vor allem in den Frühphasen – häufig verhindert werden kann.

Krebs verhindern bedeutet also für jeden einzelnen Menschen, die beschriebenen allgemeinen Krebsabwehrmaßnahmen zu beachten. An die Gesellschaft insgesamt geht die Forderung, im rechtlichen und sozialen Bereich die Voraussetzungen zu schaffen, um die äußeren Krebsnoxen so schnell und drastisch wie möglich zu reduzieren. Die Aufgabe der Medizin dabei ist, die drei wesentlichen Grundsätze zu befolgen:

- Beim Gesunden geht es darum, eine mögliche Krebsentstehung zu verhindern.

- Im Krebsvorstadium heißt das Ziel, die Gesundheit wiederherzustellen.

- Bei Krebserkrankten nach Operation, Strahlen- oder Chemotherapie gilt es, Rezidive oder Metastasen zu verhindern.

Glossar

Abstinenz	Enthaltsamkeit
Abszess	Gewebsentzündung mit Eiteransammlung
Aetherleib	Wesensglied des Menschen, Träger der Lebensvorgänge
Anergie	fehlende Immunreaktion
Approximativ	annähernd
Arthrose	degenerative, vom Knorpel ausgehende Gelenkerkrankung
Astralleib	Seelenleib, Träger der Empfindungen
Autonom	nach eigenen Gesetzen, selbständig
Beta-Carotin	Provitamin A
(ß-Carotin)	(Vorstufe von Vitamin A)
Biochemie	Chemie der Lebensvorgänge
Cancerogene	krebserregende Stoffe und Einflüsse
Chromosomen	fadenförmige Bestandteile des Zellkerns, Träger der Erbeinheiten (Gene)
Dermatosen	Krankhafte Hautveränderungen
Dessous	Unterwäsche für Frauen
Differenzierung	Unterscheidung
DNA	Desoxyribonukleinacid
Ekliptik	Kreis der Erdumlaufbahn um die Sonne
Elektrosmog	gesundheitheitsschädliche Anhäufung elektrischer Einwirkungen
Embryo	menschlicher Keim
Eosinophile	Gruppe weißer Blutkörperchen, die sich bevorzugt mit Eosin färben lassen
Epidemiologie	Seuchenlehre
Erythrocyten	rote Blutkörperchen, vorwiegend dem Sauerstofftransport dienend
Eurythmie	eine Bewegungskunst, die von Rudolf Steiner, dem Begründer der Anthroposophie, entwickelt wurde
Exostosen	vorwiegend gutartige Knochenauswüchse
Farbpigment	Farbträger
Flavonoide	spezielle, gelbe, rote bis blaue Pflanzenfarbstoffe
Gastritis	Magenschleimhautentzündung
Gene	Erbfaktoren
Haarzelle	Hörzelle im Innenohr
Halogene	Salzbildner, Elemente der 7. Hauptgruppe wie Fluor, Chlor, Brom, Jod

Hydrophil	wasserliebend
Hydrophob	wasserabstoßend
Hyperplasie	Vermehrung von Gewebe
Immunsystem	das die körperliche Unversehrtheit bedingende Abwehrsystem
Insektizide	Chemikalien zur Insektenbekämpfung
Kambium	Zellvermehrungsschicht
Karzinogene	Krebsauslösende Stoffe oder Einflüsse
Karzinom	Krebs
Kompensation	Ausgleich
Kondylome	Feigwarzen
Krypten	grubenförmige Vertiefungen der Schleimhaut
Lektine	besondere Pflanzeninhaltsstoffe, eines der Wirkprinzipien der Mistel
Lycopin	roter Pflanzenfarbstoff, vorwiegend in Tomaten vorkommend
Lymphocyten	besondere weiße Blutzellen, die in Lymphorganen, Knochenmark oder Thymus gebildet werden
Mammakarzinom	Brustkrebs
Metamorphose	Gestaltwandel
Metastasen	Tochtergeschwülste
Morbus Crohn	chronisch entzündliche Darmerkrankung
Myom	gutartige Geschwulst der Muskulatur, vorwiegend der Gebärmutterwand
NK-Zellen	natürliche Killerzellen, spezielle Lymphocyten, die Krebszellen vernichten können
Noxen	schädliche Einflüsse
Onkologie	Lehre von den Geschwulsterkrankungen
Oropharyngeale Karzinome	Mund und Rachen befallende Krebsarten
Ozonschicht	Schicht der Erdatmosphäre in ca. 20 bis 30 km Höhe, die den energiereichen dreiwertigen Sauerstoff 03 enthält.
Pathologie	Lehre von den Krankheiten
Permanent	anhaltend
Pestizide	chemische Schädlingsbekämpfungsmittel
Pharmakologie	Arzneimittellehre
Phospholipide	phosphorhaltige Fettstoffe
Photosynthese	pflanzliche Substanzbildung durch Lichteinwirkung mit Hilfe des grünen Pflanzenfarbstoffes, Luft und Wasser
Polarität	Gegensätzlichkeit
Polyp	umschriebene, meist gestielte Schleimhautverdickung
Postoperativ	nach einer Operation
Praecancerose	Krebsvorstadium
Praeoperativ	vor einer Operation
Prophylaktisch	vorbeugend
Prospektiv	vorausblickend

Prostata	Vorsteherdrüse, etwa kastaniengroß, Teil der männlichen Geschlechtsorgane
Proteine	Eiweißstoffe
Relation	Beziehung
Rezidiv	Rückfall, Wiederauftreten einer Krankheit
Sarkom	bösartige Geschwulst, die vom Weichteil- oder Stützgewebe ausgeht
Sigmakarzinom	Krebs, der vom S-förmigen Dickdarm ausgeht
Sklerose	Verhärtung von Gewebe
Solarien	künstliche Sonnenbänke
Supergau	größtmöglicher Unfall in einem Atomkraftwerk
Synergistisch	zusammenwirkend
Thrombocyten	Blutplättchen, wichtig für die Blutgerinnung
Transformation	Übertragung, Umwandlung
Tumorphase	Geschwulstentwicklungsetappe
Vegetarier	Pflanzenesser
Zellkern	innerer, abgegrenzter Zellkörper
Zellmembran	Zellwand
Zellplasma	lebendiges Zelleiweiß

Literaturverzeichnis

Erbar Paul:
Onkologie - Kompactlehrbuch,
Schattauer Verlag
Stuttgart 1995

Fintelmann Volker:
Krebs-Sprechstunde,
Verlag Urachhaus
Stuttgart 1994

Goyert Andreas/Ollilainen Pirkko/
Simon Ludger/Treichler Markus:
Der krebskranke Mensch,
Verlag Freies Geistesleben
Stuttgart 1993

Glöckler Michaela/Schürholz Jürgen:
Krebsbehandlung in der Anthroposophischen Medizin,
Verlag Freies Geistesleben
Stuttgart 1996

Hager E.D.:
Komplementäre Onkologie,
Forum Medizin
Verlagsgesellschaft
Gräfelfing 1996

Husemann Armin J.:
Der musikalische Bau des Menschen, Verlag
Freies Geistesleben
Stuttgart 1989

Husemann Gisbert:
Sinnesleben, Seelenwesen und Krankheitsbild,
Verlag Freies Geistesleben
Stuttgart 1998

Jäger Gerhard:
Leben mit Krebs,
Mosaik Verlag
München 1988

Kaelin Werner:
Krebsfrühdiagnose – Krebsvorbeugung,
Verlag Vittorio Klostermann,
Frankfurt a. M. 1956

Kaelin Werner:
Der kapillar-dynamische Bluttest (Steigbild),
Philosophisch-Anthroposophischer
Verlag am Goetheanum
Dornach 1965

Lenberg W.O.:
Jahrhundert-Skandal Krebs,
ES-Verlag AG,
Düsseldorf 1987

Leroi Rita:
Misteltherapie,
Verlag Freies Geistesleben
Stuttgart 1987

Selawry Alla:
Metall-Funktionstypen in
Psychologie und Medizin,
Haug Verlag
Heidelberg 1985

Spielberger Fritz:
Praecancerosezeichen im Blutkristallbild.
Tagungsbericht Verein für Krebsforschung
Arlesheim/Schweiz 1983

Spielberger Fritz:
Krebs- und Krankheitsfrüherkennung
durch Blutkristallisation,
Selbstverlag
Remshalden 1997

Steiner Rudolf/Wegmann Ita: Grundlegendes für
eine Erweiterung
der Heilkunst
GA 27

Steiner Rudolf:
Das Rätsel des Menschen
GA 170

Steiner Rudolf:
Geisteswissenschaft und Medizin
GA 312

Steiner Rudolf:
Physiologisch-Therapeutisches auf der
Grundlage der Geisteswissenschaft
GA314

Vogel Heinz-Hartmut:
Zur Krankheitsdisposition,
Natur - Mensch - Medizin Verlags GmbH Bad
Boll 1997

Wolff Otto:
Die Mistel in der Krebsbehandlung,
Vittorio Klostermann Verlag
Frankfurt 1980

Heinz-Hartmut Vogel

Wege der Heilmittelfindung

Menschenkunde und Heilmittelerkenntnis.
Ein Beitrag zum Verständnis der Heilmittel der anthroposophischen Therapierichtung am Beispiel der WALA-Heilmittel-Kompositionen.
1994/Hardcover/Format 17x24,5 cm/
930 Seiten in zwei Bänden/DM 190,--

Heinz-Hartmut Vogel

Die vier Hauptorgane

Herz, Niere, Leber, Lunge.
Anthroposophisch-menschenkundliche Gesichtspunkte zur Entwicklungsgeschichte, Pathologie, Psychosomatik und Therapie.
1995/Hardcover/Format 17x24 cm/
220 Seiten/DM 48,--

Heinz-Hartmut Vogel

Organe der Ich-Organisation

Ihre Wirksamkeit in Haut, Blut und Lymphe, Pankreas und Wirbelsäule. Das Problem der Allergie.
1996/Hardcover/Format 17x24 cm/210 Seiten/DM 54,--

Heinz-Hartmut Vogel

Zur Krankheitsdisposition

Krankheit und Heilung - Neurasthenie und Hysterie -
Das Alter - Die Immunität und der rheumatische Formenkreis.
1997/Hardcover/Format 17x24 cm/
276 Seiten/DM 65,--

Anthroposophische Medizin in der Praxis 1

Hrsg.: Medizin. Seminar Bad Boll
mit Beiträgen von F. Roemer, M. Roggatz, G. Soldner, R. Sollfrank, M. Sommer, H.-H. Vogel
1998/kt./Format 16x22,5 cm/216 Seiten/DM 49,--

NATUR · MENSCH · MEDIZIN

Verlags GmbH Boll